JN094905

認知症 *plus*
「食」を支えるケア

食事介助のコツから栄養ケア・
口腔ケアまでわかるQ&A44

枝広あや子 編

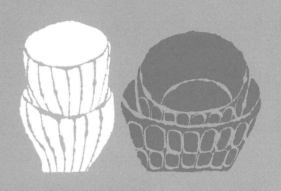

日本看護協会出版会

はじめに

　本書は、認知症の人の「食」を支援するために、どんな場面で、どんな工夫ができるかを提案するものです。すべての認知症の人に必ず効果があるような魔法の方法は、残念ながらありませんが、たくさんのケースから得た工夫の引き出しを、皆さんにももっていただきたいと思っています。

　認知症の人の「食」を支えるケアは多岐にわたりますが、時系列で考えると、「食」に関する課題のアセスメント、食事を始める直前の「配膳前のケア」、食事が始まってからの「配膳後のケア」、そして食事時間外に行う「口腔ケア」などに整理できます。

　たとえば、状況に応じた食事環境への配慮の方法、全身状態の観察のポイント、食べるための姿勢とポジショニングの工夫、食卓の工夫などが「配膳前のケア」です。また、食卓周りの環境の調整、安全に食べて飲み込む様子を確認するポイント、飲み込んだ後の呼吸状態の確認、誤嚥性肺炎にならないような食事介助方法の工夫などは「配膳後のケア」として提案します。これらすべてに、観察とアセスメントが必要です。そのほか、栄養摂取の基本知識、食事形態の調整、呼吸状態の観察、口腔ケアも欠かせませんから、その考え方と方法も解説します。これらを合わせて、本書では、認知症の人の「食」を支えるケアと呼びます。本書を含め、さまざまな書籍や雑誌などで認知症の人の食事に関するケアが解説されています。これらの情報をうまく現場に取り入れ、工夫をすることで、認知症の人が最期まで経口摂取できるように支援することができます。

　認知症の人の「食」を支えるケアにおいては、たくさんの工夫ができる一方で、認知症や加齢変化は、静かに進行するものです。嚥下機能や消化機能等の身体機能が維持できていれば、食べることは元気の源になりますが、認知症や加齢変化の進行により食べられなくなる時期においては、「全量食べてもらわなくては」という考えは、肺炎を引き起こしかねない諸刃の剣ともなります。認知症の人がもつ食べる機能の範囲を超えた食事をさせてしまい、本人を苦しめてしまうケースも残念ながら経験します。認知症の人が穏やかで幸せに過ごすためには、私たち医療やケアの提供者には知識と工夫が求められるのです。

　認知症の経過を「旅路」と表現することがありますが、私たちはその旅路の伴走者です。認知症の人に、心地よい生活や楽しい食事を続けていただけるように、ゆっくり進行する機能低下を見つめ、目の前にいる認知症の人にとって心地よいと思われるケアを提供していきたいものです。

　本書が、皆さんが明日から行う認知症ケアの一助となれば幸いです。

2022年5月　　枝広 あや子

はじめに……iii

執筆者一覧……viii

Part 1 　認知症の人の「食」を支えるケアの考え方

Q 1　認知症の人の「食」を支えるケアは、何のために行うのですか?……2

Q 2　認知症の人の「食」を支えるケアを行ううえで、大切なことは何ですか?……4

Q 3　認知症の人の「食」を支えるケアには、どのような視点が必要ですか?……7

Q 4　病院、施設、在宅で、認知症の人の「食」を支えるケアの
内容や方法は変わりますか?……10

Q 5　認知症の人の「食」を支えるケアにかかわる専門職の、
それぞれの役割は何ですか?……14

Q 6　認知症の人の「食」を支えるケアを行ううえで、家族の役割は何ですか?……17

Q 7　認知症の人のACPと「食」を支えるケアは、どのように関係するのですか?……21

◆看護の視点：看護師がケアを提供する際の基盤となる考え方……24

Part 2 　認知症の人の「食」に関する機能

Q 8　主に加齢によって、「食」に関する機能や組織はどのように変化しますか?……30

Q 9　認知症の人は、「食」に関してどのような障害があるのですか?……35

Q 10　認知症の人の摂食機能、嚥下機能はどんな状態にあるのですか?……40

Q 11　認知症の人の知覚（嗅覚・味覚・口腔咽頭感覚）は
どんな状態にあるのですか?……43

◆看護の視点：摂食嚥下機能の変化をアセスメントし、ケアへつなぐ……47

Part3　認知症の人の「食」を支えるケアの基本

Q12 認知症の人の「食」を支えるケアには、どのような準備が必要ですか?……50

Q13 認知症の人へ行う「配膳前のケア」の基本を教えてください……54

Q14 認知症の人へ行う「配膳後のケア」の基本を教えてください……58

Q15 認知症の人の「食」を支えるケアでは、
どのような多職種連携ができますか?……64

◆看護の視点：認知症の人の「食」を支えるケアとは……69

Part4　認知症の人の「食」を支える栄養ケア

Q16 認知症の人の栄養状態に関する評価や対策について、
知っておくべきことは何ですか?……72

Q17 認知症の人に必要なエネルギー量はどのくらいですか?……76

Q18 認知症の人の栄養バランスが崩れたときに工夫できることはありますか?……78

Q19 認知症の人が家族と同じものを食べられるような簡単な工夫はありますか?……82

Q20 スーパーやコンビニの惣菜、介護食などを
上手に活用するポイントはありますか?……84

◆看護の視点：認知症の人への栄養ケアは多職種協働で……86

Part 5 認知症の人の「食」を支える口腔ケア

Q 21 認知症の人への「機能的口腔ケア」とは、どのようなことをするのですか?……88

Q 22 認知症の人への日常的な「器質的口腔ケア」は、
何のために、どんなことをするのですか?……94

Q 23 認知症の人の義歯の使用について、気をつけることは何ですか?……100

Q 24 認知症の人の口腔環境の特徴は何ですか?……106

Q 25 認知症の人の口腔ケアに歯科専門職が加わると、
どんなメリットがありますか?……110

◆看護の視点：口腔ケアがもつ多様な意義……114

Part 6 認知症の人の「食」を支えるケアの応用

Q 26 認知症の原因疾患によって、「食」に関する困りごとは
どのように異なるのですか?……118

Q 27 アルツハイマー型認知症の人の「食」に関する困りごとは何ですか?……120

Q 28 アルツハイマー型認知症の人の「食」を支えるケアのポイントは何ですか?……124

Q 29 レビー小体型認知症の人の「食」に関する困りごとは何ですか?……129

Q 30 レビー小体型認知症の人の「食」を支えるケアのポイントは何ですか?……133

Q 31 前頭側頭型認知症の人の「食」に関する困りごとは何ですか?……137

Q 32 前頭側頭型認知症の人の「食」を支えるケアのポイントは何ですか?……142

Q 33 血管性認知症の人の「食」に関する困りごとは何ですか?……146

Q 34 血管性認知症の人の「食」を支えるケアのポイントは何ですか?……149

Q 35 最重度／終末期の認知症の人の「食」を支えるケアは
どのように行うのですか?……154

◆看護の視点：認知症の人の「食」を支えるケアにおける段階的な視点……160

Part 7 認知症の人の「食」に関する相談事例

Q36 なかなか食べ始めないときにはどうしたらいいですか?……163

Q37 口に入れたものを出してしまうときはどうしたらいいでしょう?……164

Q38 食事に集中できない場合はどうしたらいいですか?……165

Q39 食事中に眠ってしまう場合はどうしたらいいですか?……166

Q40 いつも食事量が少ない人にはどんな支援ができますか?……168

Q41 食べたり食べなかったりとムラがあっても心配はないですか?……169

Q42 ある日、急に食べなくなったときにはどんな原因が考えられますか?……170

Q43 食事をしたのに「食べていない」と言うときはどうしたらいいですか?……172

Q44 認知症の人の服薬支援はどのように行えばいいですか?……174

◆看護の視点:認知症の人の「食」にまつわる日常的な困りごとへの対応……181

column1 認知症の人の「食」の支援に関する診療報酬・介護報酬等……26

column2 認知症の人の「食」を応援する簡単レシピ……48

column3 認知症看護認定看護師について知ろう!……182

執筆者一覧

編集

枝広あや子
東京都健康長寿医療センター研究所
自立促進と精神保健研究チーム 認知症と精神保健
歯科医師/専門副部長

執筆

枝広あや子 （担当：Part 1, 2, 3, 5, 6, 7「Q&A」／コラム 1）
（前掲）

石岡拓得 （担当：Part 4「Q&A」／コラム 2）
一般財団法人愛成会 弘前愛成会病院 栄養科科長

山田律子 （担当：Part 1〜7「看護の視点」／コラム 3）
北海道医療大学 看護福祉学部長
北海道医療大学大学院 看護福祉学研究科長
生涯発達看護学講座（老年看護学）教授

Part **1**

認知症の人の
「食」を支えるケアの考え方

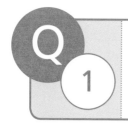

Q1 認知症の人の「食」を支えるケアは、何のために行うのですか？

Answer　認知症であっても、誰しもが、かけがえのないひとりの人です。そして「食」のケアの目的は、栄養必要量の全量摂取だけではありません。生物として生きるための「食」、最後に残された楽しみとしての「食」、どちらも大事です。最期まで「生ききる」ための支援として、さまざまな角度からとらえましょう。

　私たちにとって「食べること」は生きること、生きる喜びであることは、皆さんご理解いただけると思います。一方、認知症は日常生活機能の低下が起こる疾患です。アルツハイマー型認知症の人について日常生活機能の自立低下を調査した報告では、移動能力や更衣、身繕い、入浴が困難になってから、排泄の自立が困難になり、最後に摂食機能が低下する、とされています（図1）[1]。すなわち、徐々に低下していく日常生活機能の中でも、ほかの機能に比べて、食事の機能は最後まで自立が保てるということです。

　認知症ケアの基本は、本人ができることをなるべく長くできるように支援すること、「自立の維持促進」です。こうして考えると、認知症の人の「食」を支えることは、最後の自立行動を支えることといえます。

認知症の進行 →

男性　移動能力　更衣　身繕い　入浴　　排泄　食事
女性　　　　　　　　　　　　　更衣

認知症の人にとって
「食」は最後の自立行動

図1│認知症の進行に伴う日常生活機能の低下

（Lechowski L, Van Pradelles S, Le Crane M, et al.; REAL Group: Patterns of loss of basic activities of daily living in Alzheimer patients: A cross-sectional study of the French REAL cohort. Dementia and Geriatric Cognitive Disorders. 2010; 29(1): 46-54より一部改変）

生物学的な人生の中で

　認知症の人の食べられない、飲み込めないという状態は、一体どんなことを引き起こすのでしょうか？

　特に慢性疾患を抱える高齢者にとっては、適切な薬剤の内服を継続することが必要です。しかし、「食べられないこと」や「飲み込めないこと」で内服が中断されると、認知症だけでなく、それ以外の疾患も悪化してしまい、その影響でより認知機能が低下する可能性があります。薬剤にはさまざまな形状や味がありますが、複数の薬剤の中から飲みやすい薬剤のみ内服するようなことが起こると、思わぬ副作用も生じるでしょう。薬剤の副作用や併存疾患の悪化は、認知症の行動・心理症状（Behavioral and psychological symptoms of dementia；BPSD）を引き起こす大きな要因です。

また、認知症によって栄養豊富な食事の摂取が困難で、お粥のようなやわらかいものだけ食べる生活が続くと、栄養バランスが偏ってしまい、栄養障害となります。栄養障害は体力の低下、意欲の低下につながり、生活の不活発は日常生活の身体機能低下を招きます。必要なエネルギー量が摂れない生活では低栄養となり、免疫力が低下して感染症にかかりやすく、そして治りにくくなってしまいます。栄養障害は認知症進行のリスクのひとつです。

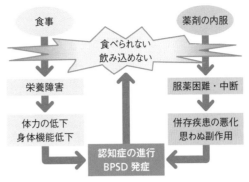

図2│食べられない、飲み込めないことによる影響

食べられない、飲み込めない結果、身体的な不具合が起こり、BPSDの発症や、認知症の進行を招き、さらなる経口摂取の困難を招く悪循環になるのです（図2）。

物語としての人生の中で

認知症の人が食べられない状態になったとき、本人が食べたくない気分である可能性ももちろんありますが、何か別の理由があって食べられないのかもしれません。もし、本人が困っていることをうまく伝えられない状態であるにもかかわらず、介護者が「認知症だから食べられなくても仕方ない」という態度をとってしまったら、本人が困っていることに対して適切な配慮はなされません。訴えられずにもどかしい思いをすること、何らかの苦しみを共有してもらえないことは苦しいことです。

食べられないことは生存に直結する課題です。そして食べるという行為は、最期までできる家族との大事なコミュニケーションの時間でもあります。「食」の支援は、かけがえのないひとりの人の最期のケアになるかもしれません。認知症という病名だからといって、すべてを認知症のせいにせず、本人が訴えられない何らかの原因を探し、もし原因を解決することが難しい状態であったとしても、本人や家族のつらさに寄り添い、できる限りのcomfortケア（参照→Q7）を心がける必要があります。

食べることは、人生で最期までできる生活の営みです。まさに「食べることは生きること」。ひとりの人として最期まで「生ききる」ための支援が「食」のケアです。認知症の人の食べること、飲むことの困難を、さまざまな情報と角度からとらえていくことが重要です。

引用文献

1) Lechowski L, Van Pradelles S, Le Crane M, et al.; REAL Group: Patterns of loss of basic activities of daily living in Alzheimer patients: A cross-sectional study of the French REAL cohort. Dementia and Geriatric Cognitive Disorders. 2010; 29(1): 46-54.

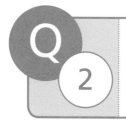

認知症の人の「食」を支えるケアを行ううえで、大切なことは何ですか？

Answer 健常成人にとっての"当たり前"がうまくいかなくなるのが認知症の症状です。認知症の人が自らの体験を通して感じた世界を想像し、その心のありようを理解しようと心がけること、想像力を駆使して本人に見合ったケアを模索し、それぞれの人になじむケアを実践することが大事です。

認知症ケアに関する教科書などを読むと、こんなふうに書いてあります。

「認知症の人の心に共感して、心に寄り添うケアをしましょう」

もちろんそのとおりですが、この「心に共感」「心に寄り添う」ということは、自分の親や兄弟とのかかわりであっても、実践することはなかなかに難しいものです。ここで解決のカギとなるのは、「想像力」ではないでしょうか。

適切な知識に裏づけられた想像力

認知症ケアでは、認知機能低下のある人の世界で、本人がどのような体験をしているか、どのように感じたかなど、心の中を想像してそれに見合った対応を考え、実践し、反応を確認して日々のケアに活かしていきます。ただ、知識がなく、やみくもに想像してしまっては、認知症の人の体や心を傷つけてしまう可能性があります。適切な想像をして「食」あるいは口腔管理の支援をするためには、「認知症の神経心理学的症状の正しい理解」、そして「口腔機能と摂食嚥下機能の正しい理解」が必要です（図）。

当然ながら、認知症の人は、個人個人の性格も違えば、社会経済的状況も違い、症状の出方もさまざまで、しかも症状は時間の経過とともに変化します。そこで必要なのが、「今のその人になじむケア」を考えることです。これは、認知症の原因疾患ごとに「アルツハイマー型認知症ならこんなケアを」「レビー小体型認知症ならこんなケアを」と画一的に考えるのではなく、そのときの、その人に合ったケアを模索するということです。

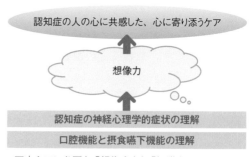

図｜ケアに必要な「想像力」と「知識」

その人になじむケアの模索

たとえば、ある認知症の人がスムーズに食事ができず困惑しているとしたら、何を考えるべきでしょうか。本人の昨日までの様子、疾患と症状の出方、他の生活行為を行うときの反応、困惑している本人の目線、表情、動き……さまざまな情報を動員しましょう。「体が動かず食事動作がうまくできないために困っている」のか、それとも「食事環境とのかかわり（理解）がうまくできないことで、何をすべきかわからない」のか、それとも別の困惑か、を見極め、仮説を立てて対応していくことが望ましいといえます。「様子をアセスメントして、仮説を立てて、仮の対応策を考案して、実践しながら模索する」の繰り返しです。

特におすすめしたいのが、事例検討です。「その人になじむケア」は、一朝一夕にできるものではありません。複数のスタッフが共通の事例の検討を重ねることで、「今のこの人の状態は、あのときのあの別の人の状態に似ている」「この状態になったら次はこうなるね。それならこういったケアは今、積極的にしないほうがよいのではないか」といった共通認識がスタッフ間にできてくるのではないでしょうか。

本人が言えないことをアセスメントしよう

"食べられない"とき、本人は、困惑している事実や、何が原因かなどを伝えられない状態である可能性が高いものです。誰にも伝えられないというのはつらいことです。

認知症と診断されている人が食べられないときに、すべてを認知症のせいにしてしまっては、他の疾患や課題を見逃してしまう可能性があります。認知症の進行の程度はどのくらいか、BPSDが生じるような課題はないか、本人は表現できないけれども体の不具合があるのではないかなど、考えられる要因を必ず確かめて改善を試みてから、"認知症そのものが原因となった食べられない状態"と判断するべきです。

"食べられない"ことの認知症以外の原因は数多くあります。たとえば薬剤です。高齢者の多くは、認知症がなくても複数の診療科にかかりたくさんの薬剤を使用していますが、薬剤の種類が多いほど副作用が出ることが明らかになっています[1]。多剤併用（ポリファーマシー）の副作用には食欲不振がありますし、また錐体外路症状などの副作用が薬剤性嚥下障害をも引き起こします。

また、高齢者の中には、がんの手術を行わない選択をするなどして担癌状態で（癌の根治療法なしに）暮らす人も多くいます。がん、心不全や腎不全、糖尿病など、もともとの併存疾患の悪化でも食欲低下が起こります。

さらに、食欲低下に大きく影響するのが急性期疾患です。急性期の感染症は肺炎、消化管の感染（胆管炎など）、尿路感染など、複数の病態が関連しますし、便秘や下痢、脱水も食欲不振に影響します（排泄の状態を確認しておくことは「食」を支えるケアではとても重要です）。口腔の機能低下や口腔疾患による痛みでも食べられなくなります。ここで挙げたものはほんの一握りの例ですが、これらは認知症があってもなくても起こり得る要因です。

認知症があることで、特に起こりやすい状況を知ろう

　一方、認知症の人だから発生する"食べられない"原因もあります。たとえば、その人にとっての不適切な環境に対する心理的反応です。食事に集中できない環境で混乱しているのであれば、落ち着いて食べることはできないでしょう。認知症が重度に進行する過程では、脳の摂食中枢や満腹中枢にも影響が及んで、食欲低下が起こることもあります。

　また「リロケーションダメージ」という言葉をご存知でしょうか。場所の変化による心理的なダメージのことで、たとえば施設から病院、自宅から病院、自宅から施設などの生活場所の変化に伴い、普段と違う光景、普段と違う人たち、普段と違う生活リズムなどにより、もともとできていたことがうまくできなくなってしまうことをいいます（参照→Q4）。「認知症の人が身体合併症で入院して、後日退院したらびっくりするほど認知症が進んでしまって食べられなくなっていた」というエピソードは、皆さんも体験したことがあるかと思います。環境変化によって混乱したために、いつも当たり前のように行っていた日常行動の段取りがつけられなくなったことをきっかけに、機能低下の坂を下っていってしまったケースかもしれません。日常環境に戻して数カ月、元の生活リズムに戻すようなかかわりを続けて、少しずつ機能を取り戻せることもあります。認知症の人は環境変化に対して非常にデリケートであるといえます。

　これらさまざまな要因が認知症の進行とあいまって、せん妄やうつ、意欲の低下、食欲低下につながります。"食べられない"原因は、さまざまな情報を駆使して探っていくことが必要です。

　認知症の人が今どんな状況におかれているのか、どんな体験をしていてどんな気持ちだろうか、と知識の引き出しを開けて想像し、今の本人にとってなじむケアを模索してみましょう。

引用文献
1）日本老年医学会：高齢者の安全な薬物療法ガイドライン2015.
　〈https://www.jpn-geriat-soc.or.jp/info/topics/20150401_01.html〉（2022.2.14確認）

Part 1

Part 2

Part 3

Part 4

Part 5

Part 6

Part 7

Q3 認知症の人の「食」を支えるケアには、どのような視点が必要ですか？

Answer　「食」を支えるケアは、加齢とともに生じるさまざまな機能変化と向き合い、食べることにかかわる変化の本質を探すことに始まります。どんな変化があるのかをよく確認したうえで、どんな配慮が本人にとってちょうどよいのかを探りながら、認知症の人がおいしく楽しく安全に食べるための工夫をしていくのが「食」を支えるケアです。

　施設入所か在宅療養中かにかかわらず、食事は、高齢者にとって、栄養を摂るという目的とともに、生活を彩る楽しい時間でもあります。しかし、不適切なケアによっては誤嚥性肺炎を誘発してしまうことも少なくありません。また、食事に関するケアの方法は、食事介助する人の育った環境や生活習慣、考え方に大きく左右されるものです。介助者に自覚がないまま、適切ではないケアをしてしまっている可能性もあります。

加齢変化と向き合う

　誰しも、加齢によるさまざまな変化を経験します。摂食嚥下機能も加齢によって低下し、障害されることがあります。こうしたさまざまな心身機能の低下は、高齢であるほど個人差が大きくなります。また、年齢が同じでも、認知症をもつ人とそうでない人とでは様相が異なり、一般的な老化では機能低下のカーブは緩やかに下がっていきますが、認知症があることによってそれは加速されます。

　ひとつは身体の動きの面です。たとえば骨格筋、特に下肢の筋量低下・筋力低下は、ふらつきや転倒の起こりやすさ、活動量低下にかかわります。全身の筋肉量の低下は、加齢変化、不適切な食習慣、家族関係・住居の変化、活動の低下、慢性疾患、糖尿病や腎臓病などの代謝性疾患、呼吸器疾患、消化器疾患、がんなどの消耗性疾患、嚥下障害など、非常に多くの原因によってもたらされます。皆さんご存知のように、糖尿病や高血圧は認知症の原因にもなります。高齢者は常に複数の慢性疾患と加齢変化、社会的変化を抱えていますから、「病気に対する治療」とは全く別の視点、「生活者の目線」からのサポートが必要といえます。

高齢者の食欲低下につながるもの

　心の面でも加齢の影響があります。特に食事に関与するのは食欲ですが、高齢者の食欲低下は、ストレスを伴うライフイベント、配偶者や家族との別離、独居、うつ、糖尿病、視覚・聴覚の機能低下、心臓病、認知機能低下などが要因となります[1]。また、食欲に影響を与える原因のひとつに、口腔咽頭の状態があります。歯の喪失、義歯の不具合、咀嚼

筋の筋力低下など器質的・機能的な咀嚼能力の低下や、味蕾機能低下による味覚低下、口腔衛生の低下による歯肉を含む口腔内の炎症、また粘膜疾患、痛みなど、口腔内の何らかのトラブルでも食欲低下が起こります。

　高齢者は複数の疾患をもっていることが多く、薬剤が増える傾向があります。高齢者に頻繁にみられる薬剤の多剤併用により、思わぬ副作用が出現し、食欲不振を引き起こすことが知られています。

症状の背後に何があるかをアセスメントする

　認知症の人の食事に関する症状をアセスメントする際、「食事や環境等何らかの情報に対して本人が混乱した結果生じてしまった、周辺症状に起因する症状」と、「認知症やサルコペニアの進行そのものによる身体機能低下に起因した症状」とを区別するように観察してアセスメントすることが、支援の要点になります。

　嚥下造影法や嚥下内視鏡検査などの専門的な摂食嚥下機能の検査は、実施可能ならば検討するとよいのですが、本人や社会的状況によって困難であることも多く、その際は多職種による多面的なアセスメントを行い、有機的に連携を図ることが重要です。アセスメントの際は食事場面のみならず、睡眠や排泄、疲れなど、生活のすべての情報収集が必要です（図1）。

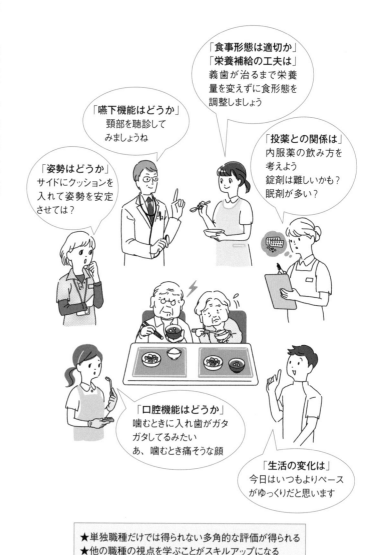

「食事形態は適切か」
「栄養補給の工夫は」
義歯が治るまで栄養量を変えずに食形態を調整しましょう

「嚥下機能はどうか」
頸部を聴診してみましょうね

「投薬との関係は」
内服薬の飲み方を考えよう
錠剤は難しいかも？
眠剤が多い？

「姿勢はどうか」
サイドにクッションを入れて姿勢を安定させては？

「口腔機能はどうか」
噛むときに入れ歯がガタガタしてるみたい
あ、噛むとき痛そうな顔

「生活の変化は」
今日はいつもよりペースがゆっくりだと思います

★単独職種だけでは得られない多角的な評価が得られる
★他の職種の視点を学ぶことがスキルアップになる
★説明することで情報を整理する技術が身につく

図1｜多職種による食事観察
（要介護高齢者の経口摂取支援のための歯科と栄養の連携を推進するための研究（主任研究者：枝広あや子）研究班編：「多職種経口摂取支援チームマニュアル」（平成29年度厚生労働省科学研究費補助金（長寿科学総合事業））より）

急な変化か、緩徐な変化か

一般的に、急に食べられなくなったケースでは、急激な環境変化による心理反応や併存疾患の悪化（口腔疾患含む）が関係している可能性があります。一方、数カ月かけて緩やかに食べられなくなったケースは、認知症による神経変性やサルコペニアの進行による可能性があります。入院などの急激な環境変化も「食べない」症状を引き起こしやすく、可及的に"今までの普段の生活"に近づける支援を根気よく続ける必要があります。

食べる機能の変化が生じた際に、一見「摂食拒否ではないか？」と思われる症状が出現するケースがありますが、「食べたくない」のではなく「食べる機能が低下して生じた」症状ではないか、と一度は考えてみてください。<u>注意深い観察から原因を推察し、変更しやすい要因から本人の残存機能に見合った支援を試してみる必要があります</u>（図2）。

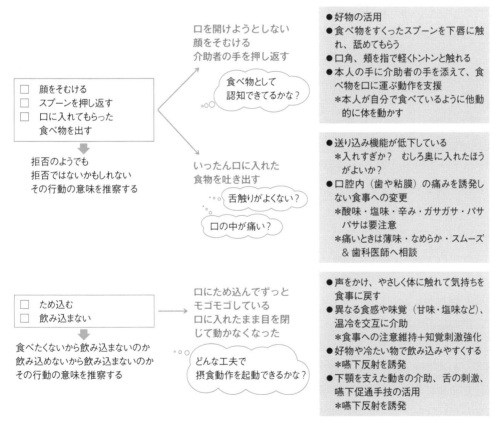

図2｜拒否的な行為が食べたくない気持ちの表現であるかの検討と支援の例

（枝広あや子：Part3 認知症の原因疾患に基づく対策. In：吉田貞夫編：認知症の人の摂食障害—最短トラブルシューティング. 医歯薬出版：2014. p.113-145 をもとに作成）

引用文献

1）Morley JE, Vellas B, van Kan GA, et al.: Frailty consensus: a call to action. J Am Med Dir Assoc. 2013; 14(6): 392-397.

Q4 病院、施設、在宅で、認知症の人の「食」を支えるケアの内容や方法は変わりますか？

Answer 認知症の人が過ごす場によって、ケアの視点は異なります。環境変化による「リロケーションダメージ」に注意しながら、各々の場の特徴に合わせたケアを行いましょう。

食べる場所はいろいろ

　認知症の人の「食」を支えるケアは、介護保険施設やグループホーム、病院など入所施設だけでなく、通所施設や在宅などさまざまな"場"で毎日行われています。これらの環境には各々役割や特徴があり、ケアの視点も異なります。各々の施設の特徴を踏まえたうえで、その環境におかれた認知症の人の体験を理解するように努めながらケアを提供することが大事です。また、その場で最期まで暮らすのか、一時的に過ごしているだけでいずれ違う場に移るのかも考えながら、支援を組み立てる必要があります。

　「食」を支えるケアの視点で、認知症の人が食事をする場所を配置したものが図1です。人が楽しくおいしく食べるには、安心してリラックスできるアットホームな場である必要があります。認知症のない元気な人なら、普段と違う環境（ホテルの高層階のおしゃれなレストランや、騒々しい居酒屋）でも、それなりに適応して、食事を含めた楽しいひと時を過ごせますね。しかし認知症の人は、少し症状が進行してくると（中等度以上）、周囲の情報が"本人にとって邪魔な情報の渦"となり、「いつもと違う」ことが混乱の要因となってしまうことがあります。訳のわからない情報に囲まれて、落ち着かない、早く帰りたい気持ちになっているときに食事を提供されても、気分を切り替えることができないのもまた、認知症の症状です。

　そんな状況では、落ち着いて楽しく食べることはできず、いつもと違う行動が出てしまうこともあります。さらに、落ち着かない状況で食事に集中できないまま無理に食べようとすると、摂食嚥下機能にも悪影響を及ぼす可能性があるので注意しなければなりません。

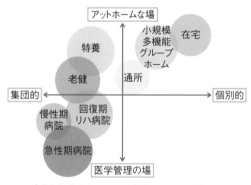

図1｜「食」を支えるケアの視点でみた"場"

摂食・咀嚼・嚥下の困難の原因	
顎顔面口腔咽頭の器質的疾患 義歯不適合、歯の破折、 歯肉炎、口腔粘膜疾患、 口腔乾燥症、顎関節脱臼	**全身の状態や環境変化** 薬の副作用、消耗性疾患・がんの合併、 電解質異常・心不全の悪化、 感染症（肺炎、尿路感染、胆管炎など）、 便秘（腸閉塞）・下痢・脱水、栄養不良、 食事形態・環境に対する神経心理症状、 何かに影響されたせん妄・うつ・意欲低下、 環境変化によるリロケーションダメージ、 食欲低下（空腹感欠如、嗜好の変化）
口腔咽頭機能の低下 口腔機能低下（脳卒中・廃用症候群）、 認知症の中核症状（口腔顔面失行）、 唾液分泌機能低下、呼吸機能低下、 協調運動機能低下、末期の嚥下反射消失	
認知症の症状か？ ほかの病気の症状か？ 環境に影響された症状か？	

図2｜「食」に関するさまざまな困難の要因

リロケーションダメージの可能性を考える

　場（自宅・病院・施設等）を移動することによって認知機能の変化や健康状態の悪化が引き起こされることを「リロケーションダメージ」といいます。リロケーションダメージは、入院時や、施設入所の最初の頃に多く生じ、環境が変わったことで生理的・心理的に混乱して、食事だけでなく基本的な生活動作が急にできなくなるため、まるで「認知症が進んだ」ように見えます。

　特に、検査や治療が目まぐるしく行われる医学管理の場、清潔管理を重視した空間は、認知症の人にとっては落ち着かない場所であることが多いように思います。何らかの治療で入院生活が始まると、普段と違う空間に戸惑い、こうなってしまった境遇に腹が立ったり、家族や医療従事者を恨んだり、体調の悪さも相まって、運ばれてくる食事に毒が入っているのではないか、誰かが自分をひどい目に遭わせようとしているのではないのかなど、妄想的で被害的な気持ちになってしまうこともあります。

　認知症の脳の障害が原因で起こる「食べる機能の障害」は、本来であればかなり進行してから生じることが多いのです。しかし、ADLが自立しているはずの時期（認知症中等度）でも、リロケーションダメージ、普段と違う出来事に対する混乱、緊張や焦燥、体のコンディションによって、「食べられない」症状が起こることがあります（図2）。環境に影響されて起こる「食」の困難症状は、「食」のBPSDともいえます。

　また、認知症が原因の食べる機能の障害は、数カ月単位でゆっくり進行しますが、病気（腸閉塞や感染症など）やリロケーションダメージによって起こる「食」の困難は、数日単位で生じることが多いようです。「いつから」「何があって」「どんなふうに」食べられなくなったかを、家族や介助者がよく思い出して、その情報をもとに本人の感じた体験を推し測ることが大事です。

医学管理の場での「食」を支えるケア

　治療が中心の急性期病院、リハビリテーション中心の回復期病院、長期療養のための慢

性期病院などが医学管理の場です。前述のように、急性期病院では落ち着かないことが食事に影響しがちです。それまでの生活の場で使用していた食器やタオルなどを使ってもらったり、なるべく医療器具のない空間に移動したりして、できれば家族などと会話して、落ち着いてもらってから食事を提供すると比較的スムーズに食べられるようです。

　生活の場に早く戻ることができれば、食事の混乱やそのことによる低栄養は軽度で済みます。治療のために口から食べられない期間がある場合は、その間に口腔咽頭機能が低下しないような対策が必要です。

　回復期病院や慢性期病院も、入院初期は急性期病院と同じようなケアを考えますが、比較的長期の滞在になりますので、少しずつ環境に慣れていけば、大きな食堂での食事も可能かと思います。在宅復帰を目指したリハビリテーションを行う病院では、自宅でも取り組める生活環境の工夫などを退院前から練習することがあります。

長く暮らす集団的な場での「食」を支えるケア

　いわゆる介護保険施設のうち、リハビリと在宅復帰を目指すのが老健（介護老人保健施設）、暮らしに重きをおくのが特養（特別養護老人ホーム、介護老人福祉施設）です。入所したばかりの頃は、リロケーションダメージが起こることもしばしばありますし、「帰りたい」「こんなところ来るんじゃなかった」「私は捨てられた」などの発言もあるかもしれません。そんな気持ちになっているときは摂食量が減ることが往々にしてありますが、スタッフがよく話を聞いて仲よくなること、家から持ってきた身の回りの物に囲まれることなど、環境に慣れることを一番に接していくなどの工夫で、摂食量が増えていくことも多いようです。老健や特養は、認知症の人に慣れている多職種スタッフが連携してケアに当たる場です。看護職などの医療職にとっては、変性性認知症の予後予測を行いながら、介護職と「その人になじむケア」を検討し、実践しやすい環境だと思います。

アットホームな場での「食」を支えるケア

　家族と、あるいはひとりで暮らす自宅、認知症の人の共同生活支援に重きをおくグループホームなどの地域密着型の事業所では、主に家族やヘルパー、施設のスタッフが「食」のケアを担います。

　入院先から自宅に退院してきたときは、入院前と様子が違っている（認知症が進んだように見える）ことが多々あり、口腔咽頭の食べる機能が低下していることもあります。生活面では自宅生活に慣れることを優先しつつ、食事は"入院中の食べ物の形状"から少しずつ"入院前に食べていたもの"に近づけるように、ゆっくり変更していくことが大事です。入院中にたくさんの混乱を経験したので、自宅での元の生活に戻せるまで、数カ月かかることもしばしばあります。

　通所介護事業所でも昼食を出すことがありますが、まずは通うことに慣れてもらい、会話を交わす友だちができると、安心して食べられるようです。

Part 1

Part 2

Part 3

Part 4

Part 5

Part 6

Part 7

ケース紹介：頑なに食事を拒絶する例

［車の単独事故を起こして急性期病院に入院したたかしさんは、入院してから初期の認知症であると診断されました。特に身体疾患もなく退院可能な状態ですが、もともと独居であり、遠方に住む縁者の来院も叶わず、退院ができない状態になっています。そんななか、たかしさんは食事をしなくなりました。食事のたびに声掛けなどしていますが、看護師に対しては頑なに拒否しています。口腔内には自分の歯がほとんど揃っていて、顔の筋肉もあり、どうやら咀嚼や嚥下は問題ないようです］

この症例から何が読み取れるでしょうか。自宅に帰れば、もしかしたらいつもどおりに食べられるかもしれないのですが、社会的な状況のため、どうしても自宅に帰れないのです。このまま食べられない日々が続くと、どんどん痩せてしまい、全身的な筋肉減少から日常生活の困難が起こるでしょう。早々に対策を打つ必要があります。

このお話には続きがあります。

［食べてもらえないので、鼻からチューブを入れて栄養剤を入れることになりました。しかし、たかしさんはそれを嫌がり、自己抜去してしまいます。そのため、ナースステーションで多くの時間を過ごしています］

たかしさんは、活動的な初期の認知症の人です。嫌なことは嫌だと自分で言えるでしょう。食べたくない主張をした結果、管を入れられて気分がいいはずはありません。

［たかしさんにはリハビリの時間がありました。リハビリの時間だけは、機嫌よくSTやPTに『よっ』と手を挙げて挨拶してくれます。ナースステーションでは不満そうに過ごしているのに、リハビリルームでは"普通のおじさん"でいられるようです］

なぜでしょう？　実はたかしさんは、チューブの自己抜去を繰り返したことで、両手にミトンをはめることになっていたのです。ただ、歩行訓練の時間だけはミトンを外してリハビリを行っていたのでした。ミトンをはめながら自由が利かない状況で過ごすナースステーションは、たかしさんにとってリラックスできない環境で、ミトンを外して歩行練習をするリハビリルームでの時間は、リラックスできる場であったのかもしれません。看護師には拒否的なのに、STやPTには友好的だったのも、そういった背景があったからかもしれません。

さて、たかしさんの栄養状態を改善し、退院して暮らす体力を取り戻してもらうための介入ポイントはどこでしょうか。それは、たかしさんにとって唯一リラックスでき、"普通のおじさん"でいられるリハビリ時間だと思われます。

この後、たかしさんから挨拶してもらえるSTが、リハビリ中に「疲れたでしょう、一杯どう？」とジュースをすすめてみたところ、気分よく飲んでもらうことができました。食べないたかしさんの心理的な要因を解く糸口が見つかったようですね。

自由気ままに暮らしていた高齢者が急性期病院に入院したとき、環境変化や疾患に伴う体の変化、それに伴う混乱が、しばしばこのような状況を起こします。認知症の人に食べられない状況があったときは、疾患や検査値だけでなく、おかれた状況やその人の歴史、生活史なども丁寧にアセスメントしてください。忙しい仕事の中でもちょっとだけ、認知症の人の、断片的で混乱した、さまざまなことが理解できなくて折り合いがつけられない頭の中を想像してみてください。

Q5 認知症の人の「食」を支えるケアにかかわる専門職の、それぞれの役割は何ですか？

Answer 認知症では、医療の面ではもちろん、「食」のケアにもたくさんの職種がかかわっています。互いに専門知識や技術を持ち寄るだけでなく、積極的な相互理解と目的・目標を共有したうえでの役割分担が必要です。職種ごとの基本的な役割はある程度決まっていますが、現場では連携相手とよくコミュニケーションをとり、専門性の実際を教えてもらうことが大事です。

医療・介護・福祉においては、それぞれ特化したスキルをもつ専門職が、さまざまなところで多職種連携によるケアを行っています。なかでも最も多くの専門職が関係するのが、「食」のケアではないでしょうか。多職種チームは、単に形式的に結成するだけでなく、お互いができることとできないことを理解し、知識と技能の分かち合いをすることで相互に高め合い、ケアの対象である認知症の人や家族の満足につなげます。本人も家族もチームのメンバーになっていただき、ともに歩むことが大事です。

みんなで取り組む意味

認知症の人に対する支援の場面においては、単独の職種のみでは解決に結びつかない複雑化した状態にもしばしば遭遇します。複雑なニーズをもった認知症の人に対して最大のアウトカムを得るためには、院内、または地域で、複数の専門職・事業所による多職種チームが共通の目標をもち、多面的にアセスメントを行い、有機的に連携を図ることが重要です。情報の共有によって、認知症の人に生じている複雑なニーズが読み解かれるでしょう。

チームで臨む目標を定めれば、認知症の人の状況に相応しい介入・対応を検討することができます。各職種の専門性が発揮され、キュアとケアが並行して提供されるようになることで、本人や家族を取り巻く状況の安定化や好転につながり、相乗的な効果が生み出されます。また、それぞれの専門職だけが知り得た情報を共有することは、認知症の人の生活全体を把握することにつながり、BPSDに関連する思わぬ要因を発見することも少なくありません。

多職種チームが目的を共有してこそ、認知症の人や家族の日常生活等に関する困難が理解でき、安心して生活を送れる環境を整えるための支援につながります（図）。図に示した「目的」とは、何のために行動するかの方向性を示すもので、抽象的で長期的な目線に立ったものです。一方で「目標」とは、目的に沿って当面に目指す事柄で達成可能なものです。実践の渦中に身をおいていると、目的は見えにくく見失いやすいものですから、常に意識する必要があります。目標は、目的を確認したうえで常に軌道修正するような仕組

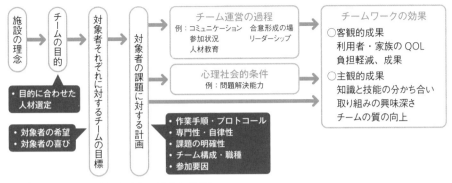

図｜チームワークの効果をもたらす要因の関係
（野中猛・野中ケアマネジメント研究会：多職種連携の技術―地域生活支援のための理論と実践. 中央法規出版；2014.
p.32図表2-1等を参考に作成）

Part 1
Part 2
Part 3
Part 4
Part 5
Part 6
Part 7

みづくりをすると、目的と目標の混在を避けることができるといわれています。特に、それぞれの所属事業所が異なる中での専門職同士の連携においては、意思疎通がしにくいため、目的や目標、計画を継続的に共有していくことがとても重要となります。

　病状や社会経済的状況の変化、専門職の介入によって、時間経過とともに認知症の人や家族の様子や考えは変化していきます。その状況に合わせて最大の効果を発揮する多職種連携チームであるには、定期的な多職種カンファレンスが欠かせません。

互いの専門性やスキル、「食」を支えるケアにおける役割を明確に

　多職種チームにおいては、互いの専門性を尊重しつつ、補い合う関係が求められます。新しいチームでは、互いの役割を知らない（あるいは自分が、周囲からどういった役割を担うと思われているかを知らない）まま連携しようとしているケースも少なくないでしょう。職種が異なると養成課程での教育内容も根本的に異なるので、積極的なコミュニケーションにより相互理解に努めることが大切です。それぞれのメンバーは、自らの専門領域や限界についての情報を積極的に発信して、その職種についての理解を促すとともに、他のメンバーの専門性を知り、自分の専門性を有効に活用することを考えます。

　各職種の「食」に関する基本的な役割を表に記載しますが、現場ではそれぞれの連携相手から役割の実際を教えてもらうようにしてください。このほか、認知症の人に対しては、認知症看護認定看護師（参照→コラム3）、心理専門職（臨床心理士・公認心理師等）や医療ソーシャルワーカー、認知症地域支援推進員、認知症ケア専門士など、本人の生活支援の助けになる専門職がかかわっていることがあります。

弱いところを補い合える関係に

　このような多職種チームで大事なのは「足らざるを知る」ことです。中国の古典にある「学然後知不足、教然後知困」（『礼記』学記篇）という言葉は、学ぶことによって自分に欠けているところがわかり、教えることによって自分の未熟なところがわかる、という意味ですが、多職種チームでは、他分野について、ただ教科書で学ぶよりも、より活きた実践

医師	医療面での指示と課題意識の共有	医学的観点から認知症の症状やせん妄および各病態への治療・病状変化を踏まえた食物の摂取制限に関する指導、「食」の支援への取り組みへのアドバイス、情報提供と連携支援など
看護師	安全安心のための健康管理	日々の病態（基礎疾患や病状変化）の把握、摂取制限、剤形と摂食嚥下機能スクリーニング、本人のニーズに応じた生活の支援、主体性の保持と自己決定の支援、家族支援など
歯科医師	咀嚼機能の回復と摂食嚥下指導	口腔疾患・咀嚼機能の診断と機能回復、摂食嚥下機能のスクリーニングとアセスメント、摂食嚥下リハビリテーションの指導、食形態・経口摂取方法の指導・支援など
歯科衛生士	口腔衛生管理と口腔機能のアセスメント	口腔衛生管理（専門的口腔ケア）と指導、咀嚼機能を含めた口腔機能のアセスメントとリハビリテーションの指導、摂食嚥下機能のスクリーニングとトレーニングなど
薬剤師	薬剤副作用・調整や服薬アドヒアランスの検討	服薬アドヒアランスや残薬・服薬方法の確認、服薬指導や剤形・薬剤の適正化を含む薬剤管理支援、薬剤副作用による「食」への影響の検討と調整など
管理栄養士	栄養マネジメントと経口摂取支援の統合	身体計測、残食確認などの栄養アセスメント、病態に応じた栄養管理、摂食嚥下機能のスクリーニング、食形態の工夫、調理方法の配慮、家族への説明など
栄養士	主に調理や栄養計算に基づいた献立作成	栄養計算に基づいた献立作成と食形態の工夫、特別な計画の実施、調理方法の配慮、家族への説明など
言語聴覚士	摂食嚥下機能のアセスメント	認知機能や高次脳機能面を含めた摂食嚥下機能の評価、社会参加機能のアセスメントとアドバイス、摂食時の本人・家族などへの介助方法指導、リハビリテーションの実施と指導など
理学療法士	基本的動作能力の維持・回復	日常生活機能や活動能力のアセスメント、移乗や座位保持に関するリハビリテーション、「食」に適した姿勢のアドバイス、環境調整のアドバイスなど
作業療法士	基本的動作能力の維持・回復	社会参加機能や活動能力・生活環境のアセスメントとアドバイス、応用的動作能力・社会適応能力の維持・回復、自立摂食のための姿勢や動作に関するアドバイス、食具の支援など
介護福祉士	ケア目線のアプローチとモニタリング	本人の毎日の様子から課題の抽出、生活の質の向上を中心としたケア目線のアプローチの提案、「食」のケアの実施と介入効果のモニタリングとフィードバックなど
介護支援専門員・相談員	本人・家族の意向を汲む仕組みや取り組みのコーディネート	本人・家族の意向の代弁、利用可能な仕組みのコーディネート、本人の病態変化と「食」への取り組みの把握、家族に協力を得るための説明など（社会福祉士や精神保健福祉士も同様の役割を担うことがある）

知に触れることができます。他分野のことは知らないことがあって当たり前ですし、「それ知らないから教えて？」と、実践しながらその道のプロに教わることができる、またとない機会でもあります。

さらに、自分の専門領域については、ほかの職種が理解できるように、専門用語や考え方、コツをかみ砕いて教えることが学び直しになり、お互い Win-Win の関係になります。教えてもらっていいことがあったら、次に会ったときには喜びとお礼を伝えてください。それがフィードバックになりチームの成熟につながります。「わからない」「どうして？」「教えて？」が（こっそりでもいいので）自由に言える垣根の低いチームであることが、知ったかぶりをするより、はるかに有意義なのは論をまちません。

Part 1
Part 2
Part 3
Part 4
Part 5
Part 6
Part 7

認知症の人の「食」を支えるケアを行ううえで、家族の役割は何ですか？

Answer 認知症の人ができる限り今の暮らしを続けられるように、家族には、本人の想いの代弁者の役割、専門職と協力する役割、毎日のリハビリテーションや口腔ケアへの協力、そして「食」の楽しみを分かち合う役割などを担ってもらうとよいでしょう。

　認知症の進行とともに出現する症状は、買い物が困難、調理が困難、自分で行う口腔ケアが困難、食べることが困難、飲み込むことが困難など、ステージごとに異なり、それに応じて「食」を支えるケアの視点も変化します。特に在宅療養中の認知症の人の「食」を支えるケアは、家族介護者や家の環境と、多くの部分で深くかかわり合っています。家族の役割は、同居か別居かによって違いますが、ここでは、認知症の人が自宅で家族と暮らしているケースを例に考えてみましょう。

家族の役割

　認知症の進行の過程で、家族はたくさんの役割を担うことになります。生活全般の支援においては、本人が自立していたときに自分でしていた生活行動を家族だけで手伝うのは難しいケースもあり、すべて担うのでは、息抜きもできなくなってしまうでしょう。家族も自身の健康問題を抱えていたり、高齢であったりして、頑張りがきかないことも少なくありません。他の家族の介護、仕事や経済面での困難を抱えていることもあるでしょう。家族介護者がいるケースこそ、認知症の人の生活に医療介護の社会資源をうまく取り入れるような支援をしましょう。家族が無理をせず心にゆとりがもてる程度に、専門職の手を借りられるようなマネジメントをしたいものです。

　一方、生活の中で、家族にしかできない役割として重要なものは、意思決定支援と精神的な支えかもしれません。ただ血縁というだけでなく、これまで本人の歩んできた人生にどうかかわってきたか、口腔や身体に関する健康観、専門職と協力することへの考え方、そして家族がもっている時間と心の余裕などが、認知症の人の療養生活の質に大きくかかわります。

意思決定支援の中での役割

　同居家族は認知症の人の代弁者であり、擁護者であり、介護者でもあります。本人の現在の想いを引き出し、言語化を手伝う役割や、これまでの生き方、価値観、歴史を知る者として、より本人らしい「食」のあり方を考える役割があります。もちろん「食」に関しても在宅療養にかかわる多職種チームの支援が必要になるので、家族にはチームの一員と

なってもらうことが大事です。たとえばサービス担当者会議などでは、本人が緊張して発言できないことがあります。そんなとき、家族が自身の考えとともに推測による本人の想いを発言できれば、本人にとっても心強いでしょう。

　認知症によって食べることが難しくなるのは、本人が語れなくなってくる時期です。複数の家族がいるケースでは、長い経過の中で折に触れて、本人のあり方（いわば家族からみたケア方針）について話し合ってもらえるとよいでしょう。

　本人の望む最期のあり方を、本人と家族と医療介護チームが繰り返し考えることをAdvance Care Planning（参照→Q7）といいますが、認知症が進行して本人が語れなくなってきたとき、家族が"本人が望むであろうあり方"を推測して医療介護チームとともにケアを考えることをA Consensus-Based Approachといいます[1]。これまでの人生を踏まえて、最期の「食」のあり方、たとえばどんな食べ物だったら興味をもつか、最期に口にしたい食べ物は何か、などを家族とともに考えることで、最期の「食」を支えるケアが本人の希望に叶うものになります。

医療介護の専門職との協力、社会経済面の役割

　在宅療養では、他人が自宅に入ることに抵抗があるかどうかで、医療介護の社会資源の活用方法が異なります。専門職の手を借りることは、現代の在宅療養では"当たり前"であると考え、肩の荷を下ろしてもらえると、長期的には本人・家族ともに、安楽に暮らせるのではないかと思います。

　家族と同じものが食べられなくなった時期には、食べ物を細かくしたりとろみをつけたり、まとまりやすくしたりといった、療養食を作る調理スキルが多少なりとも必要になります。「食」は毎日のことなので、もし同居家族が複雑な調理が難しいようであれば、管理栄養士によるアドバイスを受けることもできます。このとき、療養食を自宅で作るか、さまざまなメーカーが発売している形態調整食を専門家のアドバイスのもと購入するか、という選択には経済的側面がかかわります。また、「食」のためには、口腔の健康への支援が必須で、歯科医師・歯科衛生士の支援を受けてもらえれば、長期的な「食」のケアとなるでしょう。専門職との協力や生活の工夫、経済面の心配に関しては、ケアマネジャーと相談しながら検討することになります。

　また、服薬も毎日のケアのひとつです。服薬管理には訪問薬剤師の支援を借りることもできますが、服薬の際の「飲み込みにくそう」「この薬はなぜだか飲んでいない」などの毎日の観察が服薬ケアのカギになることが少なくありません。こういった家族の情報を頼りに訪問薬剤師と在宅医とが相談して、薬剤の適正化を図ることもできます。もちろん観察だけでなく、専門職のアドバイスのもと、内服しやすい工夫をしてもらうことも、家族の大事な役割です。

リハビリテーションは家族と一緒に

　「食」を支えるケア、特にリハビリテーションの成功には、本人の「食べたい」という

意欲と、家族（および専門職）の献身的なサポートと、かかりつけ医（在宅医）の支持が欠かせません。認知症の人では、入院などの大きな環境変化で急に食べられなくなることがあり、自宅に戻った後で数カ月かけてやっと元の食事の様子に戻る、というケースも多々あります。食べられない間に低下してしまった食べる機能を取り戻すには、毎日繰り返し少しずつでもリハビリテーションを続ける根気が必要です。そこで大事な点は、本人の生活機能（経口摂取やリハビリテーションなど）についての家族の考え方です。

　認知症の人は、食べられなくなったときに気力が低下し、食べることを望まないような態度をとることがあります。家族が、どうにか最期まで食を楽しんでほしいと希望し、専門職と手を取り合って、本人の残された機能を大事に見つめていこうと考えるならば、食事の全量摂取ができなくても、無理のない範囲での"お楽しみの経口摂取"を続けられる可能性があります。"お楽しみの経口摂取"とは、食べる練習のために、誤嚥に注意しながらゼリーをちょっとだけ食べるというような摂取のことです。食べる意欲がないように見えても、口腔への味や温度の刺激で、ぱっと目が開いたり、微笑みが出たりすることもありますから、"お楽しみの経口摂取"がコミュニケーションのひとつとなり、可能な限り手を尽くしたと家族が思え、それが看取りを受け入れるプロセスの一助になります。

　認知症の進行で食べられなくなる経過は、家族にとっては不安と焦燥を伴うつらい体験です。専門職とともにさまざまな工夫をして、それでも難しい時期が来たときには、仮に食べられなくても家族がそばにいるということが本人の心の安らぎになることを伝え、本人が快適であろうケアをできる範囲でやってもらいましょう[2]。

毎日の口腔ケア

　歯痛や肺炎などの健康状態に対する家族の考え方は、認知症の人の「食」を大きく左右します。そもそも口腔という器官は、誰にとっても通常他人には見せないパーソナルゾーンです。したがって、要介護状態になって初めて本人の口腔内が家族の目に触れることとなり、専門職ではない家族がおそるおそる介助ケアを始める、というのが口腔ケアです。家族とはいえ、ほかの人の口腔内を初めて見て、よくわからないままに口腔ケアをする負担は大きいでしょう。口腔は小さく暗くて、硬い組織と、軟らかく不規則に予想外の動きをする組織が混在し、さらに敏感な器官ですので、口腔ケアは介護職でもなかなか難しいものです。本人も、相手が同居家族だと、感情的になることが少なくありません。健康維持のためには、ある程度他人（歯科医療従事者など専門職）の力を借りて口腔健康管理をしたほうがうまくいくことも、しばしば見受けられます。

　認知症が中等度以上になると、本人が自分で行う口腔ケアは不十分になっていきます。まず家族には、口腔ケアの重要性を理解してもらい、歯科医療と継続的につながることをすすめましょう。通院できる間は定期的な歯科通院、行けなくなったら訪問歯科診療を継続することが「食」を支えるケアにもなり、肺炎予防にもなります。もし家族が日常での口腔ケアに協力できそうなら、まず「口腔を知る」ということから始め、実際に口腔内の触り方についてのレクチャーを歯科医療従事者から受け、医療介護の社会資源の助けを借

りながら口腔ケアのお手伝いをしてもらうことをおすすめします。

食の楽しみを分かち合う役割

　「食」を支えるケアは、食べる機能の低下が始まる前にもできます。たとえば認知症の初期で、少し調理に失敗することがあるような段階では、一緒に台所に立ちサポートしながら、本人ができる作業を失敗しない範囲で分担することで、本人にとっては喜びになるでしょう。また、認知症が中等度に進行している段階でも、家族と食事をするという体験は、一緒にテーブルにつき、楽しそうな家族を見るだけであったとしても、本人にとっては特別な楽しみになるでしょう。

　「食の楽しみ」の体験は、味や食感だけでなく、その場の雰囲気、一緒にいる人、家族の笑顔、楽しい会話、本人に対する配慮など、すべての感覚をもって喜びの感情につながるものです。「食の楽しみ」を分かち合う役割は、主たる介護者ではない家族、たとえば孫、ときどきしか会えない家族でも担うことができます。本人が元気に食べられるうちから、この大事な役割について家族に伝え、楽しい思い出をたくさんつくってもらいましょう。

引用文献

1) Karlawish JH, et al.: A consensus-based approach to providing palliative care to patients who lack decision making capacity. Ann Intern Med, 130, 835-840 (1999) ACP-ASIM End-of-Life Care Consensus Panel. American College of Physicians-American Society of Internal Medicine. DOI: 10.7326/0003-4819-130-10-199905180-00018
2) Palliative care guidelines in dementia 2nd edition, Version 3.9-March 2018. North West Coast Strategic Clinical Network. 〈https://www.england.nhs.uk/north/wp-content/uploads/sites/5/2018/06/palliative-care-guidelines-in-dementia.pdf〉（2022.2.25確認）

Part 1

Part 2

Part 3

Part 4

Part 5

Part 6

Part 7

Q7 認知症の人のACPと「食」を支えるケアは、どのように関係するのですか？

Answer ACPは、本人の望む最期のあり方を叶えるために行います。本人が話せるうちに希望を聞いて、好みや価値観を反映した「食」のケアを行いましょう。こうした工夫は、最期のときまで本人のcomfortのために実施されるべきであり、認知症の人の尊厳を守ることになります。

長い経過の中で

ACP（Advance Care Planning）とは、本人に意思決定能力があるうちから、本人のcomfort[1]を目標とした将来のケア方針について、本人を中心に家族や専門職チームが繰り返し話し合って相互理解していくプロセスを指します。口腔や「食」にかかわるケアは、本人と家族のコミュニケーションを支える重要な要素であるため、ACPのプロセス全体を通して歯科医療従事者や摂食嚥下の専門職との定期的なかかわりをもち続けることが重要視されています[2]。

認知症の長い経過の中で、医療・介護専門職と本人や家族が話し合う機会は、何度となくあります。「食」の支援においては、「現在」だけでなく「これまでの経過」について十分に情報収集し、食事環境、姿勢、口腔機能、食形態、食具、本人の視線や食べ方、本人の食習慣や文化等の要点を踏まえて観察したうえで話し合うというプロセスが必須です。「食」の支援を通じたコミュニケーションは、経過を通じて、本人が会話できるうちから積み重ねていきます。

家族と本人を交えた多職種による「食」の支援（情報収集から観察・検討・支援と話し合い）は、食事の好みや習慣にはじまり、食べることに対する本人の人生観をも包含した、「食」に関するケア方針を形成するための情報共有プロセスであり、本人のquality of end-of-life careを向上させ、ACPの一端を担っているといえます[3]。このプロセスがあることで、支援の目標が設定され、それに向けたケア方法の検討および実践の繰り返しが起こり、本人と家族の満足度向上とチーム全体の支援スキルの向上につながります。集学的な「食」の支援は本人のcomfortにつながるだけでなく、家族の心理的負担を軽くし、予期的なグリーフケアにも活かせることをぜひご理解ください。

「穏やかに過ごしたい」を叶える

認知症の終末期では、回復を目指したアプローチが本人の過度な疲労につながってしまうケースや、栄養強化するにも経口摂取自体が肺炎リスクを上昇させてしまい困難であると判断されるケースがあり得ます。さまざまな方法を検討し実施しても、いつしか安全な

経口摂取の限界が来たならば、本人にとってのcomfortを目指すためのシフトチェンジが必要です（参照→Q35）。具体的には、無理な経口摂取による誤嚥や肺炎は苦痛を伴うのでcomfortではないと考え、誤嚥せずに経口摂取できる範囲で、覚醒しているときに、好きなものをごく少量口にすることがcomfortであろうと考えます（comfort feeding only）。仮にそれが、低栄養と、さらなる機能低下を抑制できなかったとしても、「人として生きた自然経過である」と家族も納得できる状況をつくり出していく考えです[4]。

　もし本人の意思表示が難しかったとしても、当然そのプロセスの中では、医療・介護専門職と家族との対話が繰り返しなされる必要があります。医学的見解の押し付けではなく、家族の一方的な希望だけではなく、本人の価値観や人生観を知る家族が本人の人生の幕引きとして納得できるように対話を進めながら、少しでもcomfortであるようにケアを行わなければなりません。本人のcomfortを積み重ねた結果の"いま"の「食」のケアが、本人の希望に叶うケアであることが理想です。

認知症終末期の口腔ケアのあり方―comfortな口腔へ

　緩和ケアにおける口腔ケアであっても、comfortを保つことが重要です[5]。"あと数週間"という時期、つまり臨死期では、口角や口腔粘膜の易出血や、乾燥による灼熱感が生じるケースがあります。状態をアセスメントし安全に配慮したうえで、質のよい口腔ケアと、小さな氷のかけら程度の提供は対症療法として効果的です[6]。もちろん、この時期の口腔ケアでは特に、水分の誤嚥に配慮しなければなりません。

　口腔乾燥により発声困難だった臨死期の高齢者が、ケアにより口腔が潤ったことで発声可能となるなど、口腔ケアは最期のコミュニケーションにも寄与します。口呼吸と開口状態による口腔乾燥には保湿ジェルが有効です。誤嚥しにくく、乾燥した汚れの付着を防いで清潔を保つ口腔ケア用ジェルが複数発売されていますから、歯科医療従事者の指導により使用を検討しましょう。

　臨死期では、本人の体力に配慮したうえで、経口摂取していたときよりも頻繁に口腔の保湿ケアを行うことが、最期のときの苦痛緩和に貢献できる質のよい口腔ケアとなります。

終末期のその先を見越したアプローチ

　人体には無数の細菌がおり、最期のときを迎えたのちに生じる死後の変化、特ににおいは、本人の尊厳を傷つけ、家族をひどく落胆させ傷つけてしまう原因になります。遺体トラブルの原因では、口腔からの「異臭」が最も頻度が高い[7]のですが、エンバーミング（遺体の衛生保全）においては硬直が起きることや顔貌の保全を優先するため、口腔ケアまで行うことは容易ではありません[8]。一方で、生前から口腔の保清が丁寧に行われていたケースでは、口腔からのにおいは生じにくいともいえます[9]。継続的に丁寧な口腔ケアを行うことは、そのときのcomfortに寄与するだけでなく、亡くなった後の本人の尊厳を保つケアでもあり、さらにグリーフケアにも寄与すると覚えておきましょう。

Part 1
Part 2
Part 3
Part 4
Part 5
Part 6
Part 7

❀ 最期まで口から食べるために

　いうまでもなく、口腔は、「食」とコミュニケーションを通じて、本人の「生」を濃厚に支えてきた組織です。

　最期のときまで、本人の希望に即してcomfortであることを基準に、多職種の英知を結集して無理のない支援を組み立てていくことが重要です。緩和ケアを要する疾患がどんなものであろうと、尊重されるべきひとりの人の「人生の旅路」の一部であることに変わりはありません。その変化していく旅路にわれわれ専門職が寄り添うかたちで、本人が「生ききる」ことを支援するのが、望まれる最期の支援になるものと考えます。

引用文献

1）日本看護科学学会看護学学術用語検討委員会　第9・10期編．看護学を構成する重要な用語集．日本看護科学学会，2011．

2）Murphy E, Froggatt K, Connolly S, et al.: Palliative care interventions in advanced dementia (Review). Cochrane Database of Systematic Reviews 2015, Issue 2. Art. No.: CD011513.

3）Davies N, Maio L, Rait G, et al.: Quality end-of-life care for dementia: What have family carers told us so far? A narrative synthesis. Palliat Med. 2014; 28(7): 919-930.

4）Palecek EJ, Teno JM, Casarett DJ, et al.: Comfort feeding only: a proposal to bring clarity to decision-making regarding difficulty with eating for persons with advanced dementia. J Am Geriatr Soc. 2010 Mar; 58(3): 580-584.

5）Lee RP, Bamford C, Poole M, et al.: End of life care for people with dementia: The views of health professionals, social care service managers and frontline staff on key requirements for good practice. PLoS One. 2017; 12(6): e0179355.

6）Statement on Artificial Nutrition and Hydration Near the End of Life. Approved by the AAHPM Board of Directors on September 13, 2013.
〈https://aahpm.org/positions/anh〉（ハンドサーチ）（2022.2.25確認）

7）矢野貴恵：死後の処置の感染リスクに関する実態—葬祭業者へのアンケート調査．大和大学研究紀要．2017；第3巻保健医療学部編：65-70．

8）Australian Government: Training a joint initiative of the Australian and state and territory governments. Unit code: SIFEMWK006 Set facial features.

9）大堀嘉子：認知症高齢者グループホームにおける看取りと口腔ケアについて．認知症患者さんに安心を！実例で学べる特徴と対応（4）最終回．デンタルハイジーン．2020；40(4)：402-404．

「その人」をしっかりと看て、理解すること

　看護を提供するうえで重要なことは、まずは対象者である「その人」を看ることです。看護の「看る」は、「手」をかざしてしっかりと「目」でみる、と書くように、看護はケアを提供しようとする「その人」をしっかりと観察し、理解することから始まります。一方、医師の診察で用いる「診る」とは、疾患の病状や健康状態を調べることを意味します。

　したがって、**看護は、疾患**（認知症の原因疾患も含む）**から診るのではなく、まずは対象者がどのような価値観や希望・意向をもっている人なのか、その人はどんな暮らしを営んできた人なのか、その人をしっかりと看て、理解することを大切にしています。** そのうえで、疾患の病態を踏まえて、本人の意向をもとに治療可能な疾患は治療へとつなげ、早期回復に向けてケアを提供します。また、慢性的な疾患や障害がある人には、「もてる力」を最大限に発揮して健やかな暮らしを営める

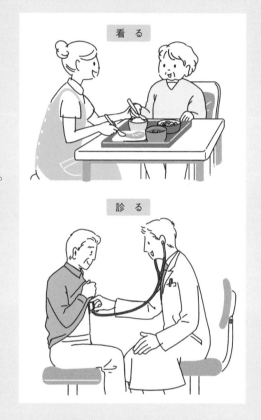

看る

診る

ように環境を整えることで、その人を「護る」ことができるように支援します。

　なお、認知症は言語機能も徐々に障害されていく病なので、その進行に伴って本人の意向を把握するための工夫も必要になります。たとえば、重度認知症の人では多くの選択肢の中から選ぶことが難しくなりますが、2つだけに絞って実際に物を見ることで、指差しによって意向を伝えられることがあります。日常における本人の自己決定を大切にした支援の積み重ねが、生きる意欲や誇りを護り、ひいては食べる意欲にもつながります。「食」を支えるケアは、暮らしを支えるケアとつながっているという俯瞰的な視点をもつことが重要であり、これによって「食」を支えるケアがさらに豊かになります。

「その人」の視点に身をおくこと、内なる偏見に気づくこと

　ケアを提供する者が偏見をもっていると、提供するケアにも歪みが生じます。たとえば、同じことを繰り返し訴える認知症の人がいたときに、「また同じことを言っている。認知症による短期記憶障害があるから仕方ない」ととらえてしまえば、適切なケアは提供されなくなってしまいます。一方、「同じことを繰り返し言葉にするのは、そのことが、その人にとっては非常に気になっているからだ」ととらえて、気になったときにすぐにその人自身が確認できるように、回答を紙に書いて渡すことで記銘力を補うと、不安が緩和されるかもしれません。また、「よかった！　安心した！」などと保持されている感情に刻まれるように、こちらの伝え方を工夫してみるなど、認知症である「その人」の視点に看護師が身をおいて考えてみる、あるいは多職種で話し合ってみることによって、最善のケアが創出されることも少なくありません。

　私たちは、社会の中で築かれてきた認知症の人に対する偏見を、気づかないうちにもっていることがあります。福祉では、「自己覚知」という重要な概念があります。これは、己を覚え、知ることです。すなわち、対人援助を行う者の心構えとして、自分の感じ方や考え方の傾向を客観的に把握し、自己の価値観や偏見を相手に押し付けないことが重要です。認知症の人にかかわるすべての職種が、その人の価値観に寄り添ったケアを提供するためにも、自己の内なる偏見に気づくことは大切であると考えます。

認知症の人にとっての「食」の意義と、暮らし全体を見据えた視点

　「高齢者の生きがいや楽しみ」に関する調査では、「食べること」が常に上位にランキングされています。人間にとって、豊かな食生活は、よりよく生きることにもつながります。食欲がない認知症の人が、気心の知れた仲間との楽しい食事会では箸が進むことがあります。また、経管栄養によって栄養補給していた人が、再び口から食べられるようになると元気を取り戻すこともあります。

　このように食生活とは、生命維持のための栄養素の補給や健康維持にとどまらない、生活を豊かにする心理的・社会文化的な営みでもあります。認知症の人は低栄養に陥りやすく、その原因が摂食嚥下機能の障害から生じていることもあるため、身体構造・機能のアセスメントは不可欠ですが、それだけではなく「いつ、誰と、どのような場で、どのような物を食べるのか」といった心理的・社会文化的な営みを整える支援が、食べることにつながることが多くあります。

　認知症の人の「食」を支えることは、まずは食事場面（食事の前後も含む）の観察から始まります。その観察をもとにした食支援では、食環境を整えるだけで解決できることもありますが、たとえば食事摂取量に変動がある人の場合には、便秘などの排泄リズムや睡眠覚醒リズムの乱れを整えるケアによって、食べることにつながることがあります。このように、認知症の人への食支援では、暮らし全体を見据えた視点も欠かせません。

認知症の人の「食」の支援に関する診療報酬・介護報酬等

　診療報酬は医療機関において、介護報酬は介護保険事業所において算定しますが、それぞれに、認知症高齢者の「食」を支えるうえで算定可能な、口腔と栄養に関する評価が増えています（令和6年時点）。認知症の人が暮らす場でできる支援を行い、それに見合った適切な評価を算定しましょう。

■医療機関では

　脳血管障害の後遺症から摂食嚥下障害になっていると考えられるケース、嚥下内視鏡検査や嚥下造影検査ができてリハビリテーションの効果が望めるケースであれば、摂食機能療法が適用されます。特に脳血管障害のケースでは、発症後の早期に、集中的に間接訓練等を行うことが想定されています。脳血管障害でなくても、たとえば認知症と診断されている高齢患者が別の急性疾患で入院したケースであれば、嚥下内視鏡検査か嚥下造影検査を行ったうえで、月4回まで摂食機能療法を行うことができます。

　また、令和4年度改定では、多職種から成る「摂食嚥下支援チーム」等が摂食嚥下支援計画書を作成し、食事形態・食事環境の調整や、口腔管理の見直しを行うことに対する評価として摂食嚥下機能回復体制加算が新設（名称変更）されました。栄養サポートチーム加算は、低栄養患者を対象とした入院基本料に対する加算ですから併算定可能です。栄養サポートチームに歯科医師の参加がある場合は、歯科医師連携加算を算定します。

　さらに令和6年度からは、退院時に退院先（医療機関・介護保険施設）の管理栄養士と連携して、入院中の食事形態等栄養管理情報を共有する際に、栄養情報連携料を算定できることになりました。特に認知症高齢者は、環境変化によって食べる機能が急激に低下することが多くあり、入院中一時的に経管栄養になることもしばしばあります。同改定では急性期病院入院時からのADLが低下しないための取り組み（リハビリテーション・栄養・口腔連携体制加算）や、退院支援計画に栄養や口腔の支援を含め

た療養計画が盛り込まれることにもなりました（入退院支援加算1・2見直し）。認知症の人が日常生活に戻り経口摂取を再開するための支援に対し、適切な評価を算定しましょう※1。

■在宅療養中の人に対して

　医療機関から、在宅療養中の認知症高齢者に訪問診療をしていて、食支援が必要であると判断されるケースもあります。主治医の指示の下、診療所に所属している管理栄養士または「栄養ケア・ステーション」やほかの医療機関に所属する管理栄養士が自宅を訪問して、本人の生活条件や習慣、好みなどに配慮して栄養指導した際に在宅患者訪問栄養食事指導料を算定します。

　管理栄養士だけでなく歯科医師・歯科衛生士やリハビリテーション職の協力が必要なケースでは、介護支援専門員と相談して在宅でのサービス担当者会議を開催することをおすすめします。療養者が要介護認定を受けているなら、主治医の指示の下で、管理栄養士による居宅療養管理指導が算定可能です。

　歯科医療機関からは、歯科医師による居宅療養管理指導や歯科衛生士による居宅療養管理指導を実施することが可能ですが、同じ時間に実施することができないので、介護支援専門員と相談してサービス担当者会議でそれぞれの専門知識を持ち寄って実施内容を相談する必要があります。

■介護保険事業所（施設系サービス）では

　今や、栄養ケアマネジメントと口腔衛生管理は、すべての施設で基本サービスに組み込まれました。令和3年度から新設された栄養マネジメント強化加算は、管理栄養士の配置拡充や利用者全員に対する丁寧な栄養ケアの実施、食事観察などの取り組みへの評価です。また経口維持加算は、本人の口腔機能や咀嚼機能を改善・把握したうえで、多職種協働で食事観察し支援計画を立てて栄養管理を行う介護報酬であり、入所者の食べる楽しみを維持する取り組みを評価するもので、特に食事環境に行動が左右さ

れがちな認知症高齢者にフィットするものです。同様に、経管栄養になった人に対して多職種でアセスメントし、経口摂取を再開しようとする取り組みは、経口移行加算で評価されています。

令和6年度からは、施設から退所する際に栄養に関する情報連携が切れ目なく行われるように退所時栄養情報連携加算が新設されましたし、入所者が再入所した際の再入所時栄養連携加算の見直しも行われました。リハビリテーションマネジメント加算の要件にも口腔・栄養アセスメントが加わりましたし、身体機能・口腔・栄養の取り組みは、よりいっそう重要視されています。

また、安全な経口摂取には口腔衛生や機能に関する知識が欠かせません。令和6年度から施設の基本サービスに義務づけられた"口腔衛生の管理"の実務には「食事環境をはじめとした日常生活における環境整備」も定められ、介護職員の口腔清掃の知識や技術の向上のために、歯科医師・歯科衛生士による技術的助言・指導が実施されます。また、口腔衛生管理加算も強化され、施設サービスにおいて歯科医師、歯科衛生士と連携しやすい状況になっています。

■介護保険事業所（通所系サービス等）では

一方、通所事業所においては、利用者が自宅にいるときの食事が把握しにくいという理由から、これまで"一日の栄養"という視点での「食」の支援がしにくい状況にありました。近年では、管理栄養士（職員として管理栄養士がいない事業所では、ほかの医療機関や事業所、栄養士会の運営する栄養ケア・ステーションと連携する）と主治医、歯科医師、看護師などが栄養ケアマネジメントを実施する体制を整備することが求められています。

栄養アセスメントを行い、課題の解決に向けた情報提供を本人家族に行ったときは栄養アセスメント加算を算定します。また、併算定はできませんが、令和6年度から通所リハビリテーションでも、リハビリテーションマネジメント加算に、栄養アセスメントと口腔の健康状態の評価を同時に行うことの評価が新設されました。

栄養改善加算は、低栄養のおそれがあるケースにおいて、アセスメントによって把握された課題に対して摂食嚥下機能への配慮や食形態の工夫を栄養ケア計画とし、必要に応じ自宅への訪問を行って栄養改善サービスを行うことに対する評価です。特に認知症の人、抑うつ状態が疑われる人、口腔機能や摂食嚥下機能低下が疑われる人は、栄養改善サービスのニーズが高いと考えられるため、適宜、低栄養リスクを確認のうえで栄養改善サービスを実施します。

また、上記と併算定はできませんが、通所・地域密着型サービス事業所スタッフが口腔と栄養のスクリーニングを行い介護支援専門員に情報提供した際の評価として、口腔・栄養スクリーニング加算があります。この様式には食事観察でしか得られない内容も含まれているので、専門職とともにアセスメントする必要性があれば、介護支援専門員と相談して受療を促すとともに、より専門的な支援（口腔機能向上サービスや栄養改善サービス）が実施できるように依頼してください。口腔機能向上サービスは、言語聴覚士、歯科衛生士または看護職員がサービス担当者となって事業所スタッフとともに行う、口腔衛生や摂食嚥下機能等のアセスメントと機能改善の取り組みです。管理栄養士が助言をする体制づくりとして令和3年度から創設された認知症対応型共同生活介護（グループホーム）での栄養管理体制加算、さらに令和6年度からは訪問サービス等での口腔連携強化加算も新設されるなど、「食」の支援にまつわる評価は拡充してきています[※2]。

■その他

報酬ではありませんが、令和6年度から介護支援専門員の法定研修（資格取得時の研修や更新時の専門研修等）カリキュラムに、誤嚥性肺炎予防のケアマネジメントの項目が新設されました[※3]。「適切なケアマネジメント手法」の基本ケアでも、食・飲水・口腔などに関連した項目が非常に多く設定されています。認知症の人を含む要介護高齢者にかかわる専門職は、「食」と口腔の健康、誤嚥性肺炎予防を含む知識を高め実践することが期待される時代になっています。

※1　令和6年度診療報酬改定資料.
　　〈https://www.mhlw.go.jp/content/12400000/001252076.pdf〉
※2　令和6年度介護報酬改定における改定事項について.
　　〈https://www.mhlw.go.jp/content/12300000/001230329.pdf〉
※3　介護支援専門員資質向上事業ガイドラインの発出について（令和5年4月17日）厚生労働省老健局認知症施策・地域介護推進課.
　　〈https://www.mhlw.go.jp/content/001088124.pdf〉

Part 2

認知症の人の
「食」に関する機能

Q8 主に加齢によって、「食」に関する機能や組織はどのように変化しますか？

Answer 食べるためには口腔機能や呼吸機能が大変重要です。これらは加齢、認知症、合併症の総合的な影響が生じやすい組織であり、アセスメントのたびに全身的な変化がどのように影響しているかをイメージしましょう。

口腔は体の入り口

認知症高齢者の「食」を守るうえで重要であるにもかかわらず、見落とされがちなポイントがあります。それは消化管の入り口である「口腔」です。加齢と認知症によって起こる口腔の変化を確認しましょう。

口腔は消化管の入り口として、食物を嚥下しやすい状態に処理し、嚥下の開始である「咽頭への送り込み」を行う器官です。口腔が複雑に動くことで会話ができますし、呼吸器の入り口でもあります。口腔をのぞいてみると、歯という硬い組織と、舌や頬粘膜、咽頭などの軟らかく動く組織、歯肉や口蓋といった少し硬めの粘膜の組織といったバラエティに富んだ構造物が混在し、また形態的にも非常に複雑な構成をしています（図1）。この構造が、口腔内の状況把握を困難にしている要因でもあります。

口腔内の歯肉や舌、頬などは粘膜ですから、皮膚と同じように代謝が起こり、常に粘膜表層の上皮は薄く剥がれ落ちて作り替わっています。口から食べていれば、剥が

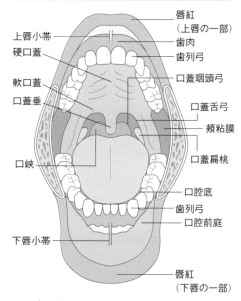

図1｜口腔の内観

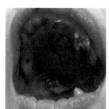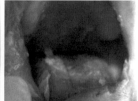

図2｜食べていない人の硬くなった剥離上皮の汚れ

れ落ちた粘膜上皮は食物と一緒に飲み込まれ、唾液で洗浄されます。しかし口から食べていなければ、剥がれるはずの粘膜上皮が停滞して唾液と一緒に細菌の住処になってしまい、乾燥して、口腔内は汚染されてしまいます。これがいわゆる「食べていない人のガビガビの汚れ」です（図2）。

経口摂取していても、適切な口腔ケアがなされなければ口腔内細菌が増えて、口腔内の

感染症や誤嚥性肺炎のリスクが上昇します。高齢者の口腔内は若者と違い、それまでの口腔疾患と治療の形跡が蓄積して複雑な形態をしており、特に菌が停滞しやすいさまざまな隙間があります。歯がある人ほど、丁寧な口腔ケアを行う必要があります。

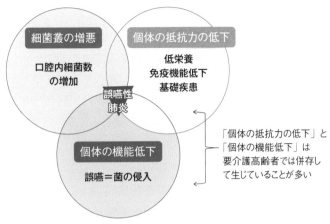

図3｜誤嚥性肺炎の成因

　誤嚥性肺炎は、①誤嚥による菌の侵入、②低栄養に関連した抵抗力の低下、③口腔衛生状態の悪化に伴う口腔内細菌の増悪[1]、この3つの要素のすべてが悪化しているときに起こりやすいといえます（図3）。つまり、要介護高齢者の中でも誤嚥性肺炎を起こしやすい人の特徴は、口腔ケアが不十分であるうえに、低栄養状態で活動性も低下している虚弱な要介護高齢者で、さらに嚥下障害があって呼吸機能が低下しており、喀出が不十分な人です[2]。進行した認知症の人は、誤嚥性肺炎になりやすい人たちだといえるでしょう。

　いうまでもなく、①に対しては摂食嚥下機能訓練、②には高カロリー／高タンパク栄養、③には口腔衛生管理が必要です。3つのうちひとつでも輪を消すことができれば、誤嚥性肺炎になりづらいといえます。したがって、口腔内の細菌数を減らす努力が、誤嚥性肺炎予防につながるのです。これらのリスク回避を多職種で検討することが重要です。認知症の人の摂食嚥下機能訓練や口腔衛生管理は後述します（参照→Part5）。

口腔機能の変化

❶加齢による変化

　通常の生活をしていれば、口腔咽頭は、毎日の食事や会話で必ず使います。そのため本人は機能低下に気づきにくいのですが、加齢変化は少しずつ確実に起こっていきます。さらに、加齢に加え、会話の回数などの「使用頻度」や、かたい食べものを咀嚼するなどの「負荷」が減少することで、いっそう廃用による機能低下が起こります。食べ物を噛む、咀嚼する、嚥下するということは、重力に逆らった負荷運動です。重力に反して食べ物をつぶす咀嚼運動や、重力に反して舌骨や喉頭を引き上げる嚥下運動は、加齢変化によって起こるさまざまな要因から影響を受けるといえます[3]。

　また口腔は、体に取り込む食べ物を選別して処理する器官ですから、触覚も鋭敏で、健常成人であれば髪の毛一本入っただけでもわかりますし、痛覚、味覚や温度感覚も非常に鋭敏です。自分の意志で動かせる器官ですが、咽頭反射など身を守るための反射も起こります。ところが、高齢になるとこれらの反射は起こりにくくなります。

❷認知症による変化

　加齢に加えて認知症がある場合、認知症の進行の過程で、会話の頻度や口を動かす機会が減ることが、口腔の廃用につながります。

　また、認知症は脳と神経が持続的に変性する病気ですから、認知症の進行により、口腔を意のままに協調させて動かすことは徐々に困難になり、口腔内の感覚機能も低下します。

舌の機能の変化

❶加齢による変化

　食べ物の咀嚼や移送に多大な寄与をしている舌は、横紋筋が中心のいわば筋肉の塊です。加齢や疾患などによって、全身的な筋量とともに舌の筋量も低下し、舌の力が低下しますから、上顎に舌をぐっと押し付ける力が減ったり、それを持続させる時間が短くなったりします。咀嚼や嚥下に必要な口腔内圧がかからなくなるといえます。口腔粘膜は加齢により萎縮し弾性が低下するので、筋肉の減少と併せて、動きにくい舌になっていきます。

❷認知症による変化

　舌や頬の「協調運動」は、特に認知症の経過の中で障害されます。舌運動の協調性の低下により、「食事中に舌を噛みやすくなる」ということも起こります。これらのさまざまな要因（舌運動の協調性の低下、最大舌圧と舌圧持続時間の減少、嚥下動作の障害、咽頭圧の低下）が相まって、嚥下障害が出現するのです[4]。

飲み込みに必要な筋肉の変化

　飲み込みに必要な筋肉のひとつに舌骨上筋群があります。本来は、舌骨上筋群がしっかりと力を発揮することで、飲み込むときに力強く喉が持ち上がり、「ゴクン！」と飲み込むことができます。しかし、全身的な筋量低下とともに、舌骨上筋群の筋量低下が起こると、だんだんと力が入らなくなり、緩んで、喉頭（のどぼとけ周囲）が下がってきます。

　嚥下運動は喉頭を上に引っ張り上げる動きですから、重力に逆らう必要があります。喉頭が下がっている人ほど、嚥下運動のときに引っ張り上げる距離が長くなり、筋力が必要になります。すると舌骨と喉頭の挙上量の低下、前方移動量（引っ張り上げる移動距離）と挙上にかかる時間（適切な位置まで引っ張り上げるために要する時間）の延長が起こり[5]、結果的に嚥下運動がうまくいかなくなるのです。

　具体的には、嚥下しているつもりで咽頭に食物が残留していたり、喉頭内に食物が侵入してしまったり、嚥下後に湿ったガラガラ声になったり、という症状が起こる可能性が増えます。アルツハイマー型認知症では比較的、咽頭筋の動きは保存されますが、血管性認知症では体の廃用と相乗的に、咽頭筋の機能低下が「送り込み」と「嚥下のスピード」に影響します[6]。

咀嚼に必要な筋肉の変化

　噛む動きのために使う顔面の筋肉を総称して「咀嚼筋」といいます。主に下顎を、上顎

に当たるまで持ち上げる動きをしています。咀嚼運動は、上下の顎をつなぐ咀嚼筋（咬筋、側頭筋、外側翼突筋、内側翼突筋）のほかに、舌や頬、唇（舌筋、頬筋、口輪筋など表情筋の動き）、唾液量、歯などが関与する複雑な運動です。

　一番わかりやすい咀嚼筋は、頬の「咬筋」と、こめかみの「側頭筋」で、簡単な触診でも筋力を知る手がかりになります。咬筋の収縮量（力強く盛り上がったか）は筋肉量の目安でもあり、噛む力の目安にもなります[7]。これらの咀嚼筋も、他の筋肉同様に全身の筋肉量低下に伴って減少し、機能が低下し[8]、「噛まなくなる生活」によって廃用が起こります。

誤嚥性肺炎に抵抗する力

　食物を誤嚥してしまったときにむせるのは、肺から異物を出し、体を守る機能です。これを「喀出機能」といい、誤嚥したのに喀出できなかったとき、すなわち「むせない誤嚥」を「不顕性誤嚥」といいます。認知症の人の不顕性誤嚥はどのような特徴があるのでしょうか。

　協調運動の障害は一元的なものではなく、さまざまな要因が絡む複合的なものです。認知症による障害で脳の覚醒レベルが低下しているとき、随意運動や反射、その神経伝達も低下していると考えられます。すると、口腔内細菌が多く、汚染された唾液や汚れが就寝中に咽頭に落ち込んだとしても、咳反射を含む咽頭反射の低下から咳反射が出ないことも大いに考えられます。また、垂れ込んでくるものを嚥下できずに吸気といっしょに吸い込んでしまうと、免疫機構の第一段階を突破し肺への「侵入」を許してしまった状況となります。

　本来、気管や肺の中では繊毛細胞や粘液による粘液繊毛輸送系や食細胞が物理的な免疫機構となっていますが、これらは乾燥や栄養低下によって機能が低下します（図4）。また、免疫機能のはたらき以上に侵入した細菌数が多ければ、細菌が肺で繁殖して肺炎の発

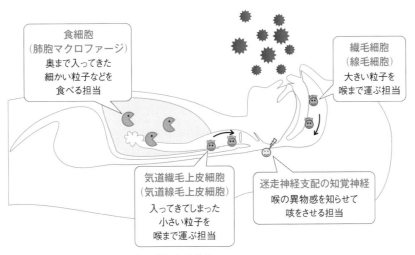

図4｜気道感染から身を守る物理的な免疫機構

症につながってしまいます。つまり「免疫低下→戦う力が弱い」ことと、「食塊と菌の誤嚥→敵が多い」ことが、誤嚥性肺炎の成立になるわけです。したがって、口腔咽頭の細菌数増加と菌の侵入に追加して、免疫機能低下が同時に生じることが問題であり、「誤嚥イコール誤嚥性肺炎ではない」といえます。口の中の細菌が少なければ誤嚥したとしても誤嚥性肺炎にはなりづらいですし、免疫機能が十分であれば感染は成立しづらいのです。

　加齢と認知症の進行で生じる食べる機能の変化を知り、さらに一歩先を読み、先手を打つケアをリードしてみてはいかがでしょうか。

引用文献

1）Ortega O, Martin A, Clave P.: Diagnosis and management of Oropharyngeal Dysphagia amongolderpersons, stateof theArt. JAmMedDir Assoc. 2017; 18: 576–582.
2）日本呼吸器学会：医療・介護関連肺炎診療ガイドライン．第3版．2012.
3）枝広あや子：特集 栄養管理における歯科の役割：高齢者の口腔機能と低栄養．臨床栄養．2015；126(3)：283–288.
4）小野高裕，堀一浩，藤原茂弘，ほか：特集 摂食・嚥下障害患者への対応－舌圧測定と舌摂食補助床－．日本補綴学会誌．2013；5：247-253.
5）谷口裕重，真柄仁，井上誠：特集 高齢者の栄養について考える：高齢者の嚥下障害．静脈経腸栄養．2013；28(5)：1069-1074.
6）Mee Kyung Suh, HyangHee Kim, Duk L Na.: Dysphagia in patients with dementia: Alzheimer versus vascular. Alzheimer Dis Assoc Disord. Apr-Jun. 2009; 23(2): 178-184.
7）Ohara Y, Hirano H, Watanabe Y, et al.: Masseter muscle tension and chewing ability in older persons. Geriatr Gerontol Int. 2013; 13(2): 372-377.
8）Umeki K, Watanabe Y, Hirano H, et al.: The relationship between masseter muscle thickness and appendicular skeletal muscle mass in Japanese community-dwelling elders: A cross-sectional study. Arch Gerontol Geriat. 2018; Sep-Oct78: 18-22.

Q9 認知症の人は、「食」に関して どのような障害があるのですか？

Answer 認知症の進行に従って、「食」の困難は変遷していきます。大きく分けて「食べる行為の困難の時期」と「咀嚼と飲み込みの困難の時期」があり、時期を見極めること、そのときの本人の残存機能をうまく使えるように支援策を練ることが大切です。

「食」に対して生じること

食事は日常生活の大きな部分を占めていますから、食事に関しても認知症の行動・心理症状（BPSD）は出現します（参照→Q27）。認知症の中等度で、食べること自体はできる時期であっても、口にするものの選択にミスが起こる「異食」や、食べたことの記憶やTPOの判断にミスが起こる「盗食」「過食」などは起こることがあります。これらの症状は認知症の人を取り巻く環境と心理状態によって引き起こされるため、環境調整やケアによる支援が有効であるといわれています。

一方、もっと進行して入浴や排泄処理の自立が困難になったときでも、食事に関してはおおむね自立が保たれるといわれています。しかし、さらに認知症が進み中等度の後半になると、摂食行為（食べ物を口に入れるまでの行為）に混乱が生じ、箸が上手に使えなくなったり、その文化で適切とされている食べ方をすること（マナー）に困難が生じたりします。具体的には手づかみ食べ、食べ物遊び、食事中断などの様子です。食べ物を適切に認知できないと、食事が提供されているのにもかかわらず一人で食べ始められないことも起こります。咀嚼や嚥下に問題がなくても生じてしまう「食べる行為の困難の時期」です。

そして重度に進行していくと、口に入った食べ物を咀嚼して、飲み込みやすいようにまとめ、飲み込むことの困難が生じます。この「咀嚼と飲み込みの困難の時期」では、摂食嚥下障害が少しずつ進行し、むせや食べこぼし、丸飲み、ため込んで飲み込まない、という症状がみられます。さらに進行すると、全身的な筋力低下や神経変性などから、口腔や咽頭を自由自在に動かすことや、嚥下反射や喀出反射（むせ、咳など）を引き出すことが困難になり、摂食嚥下障害が重度化します[1]。とろみをつけた水分（たとえば桃のネクター）でもむせる状態になってしまうと、安全に食べることができる食事量が減ってしまうので、それに伴い栄養状態も低下してしまいます。

「食べる行為」と「咀嚼と飲み込み」を分けて考えてみましょう（図1）。

食べる行為の困難の時期

ヒトが、食べ物を目にしてから体内に取り込むまでの行動を「摂食嚥下」といいます。

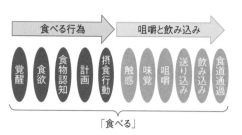

図1 | 「食べる行為」と「咀嚼と飲み込み」

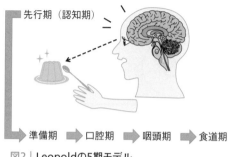

図2 | Leopoldの5期モデル

Leopoldの5期モデル[2] では、食物を見つけて口に入れるまでを先行期（認知期）といい、口に入れた後咀嚼し、嚥下に適した状態に処理して送り込み、嚥下して食道に到達するまでを、準備期、口腔期、咽頭期、食道期としています（図2）。

　食べる行為の困難の時期は、Leopoldの5期モデルでいうと「先行期（認知期）」に課題がある状態です。つまり「目の前にあるものが食べ物であるということを認識し、何をどのくらい、どのようにして口に運ぶかを計画し、実際に計画を実行して、口に運ぶまでのプロセスの困難」[3] です。具体的には、目の前にあるものが食べ物だと認知すること、その食べ物は自分が食べてもいいもので、今が食べる時間であると判断すること、その食べ物がどのような料理なのかを判断し、適切な食具を選択して使うこと、実際に食具の使用行動を組み立て実行すること、食具を手に持って適切に食物をすくい、口元まで持っていくこと、適切な大きさで口を開けて、食具を適切な深さで口の中に入れ、顎や唇を使って捕食すること——、これらが適切に組み立てられなくなります。その結果、食卓で「困った顔をして食事に手を付けずに座っている」「きょろきょろと辺りを見回して困っている」「食べ物を手で触っているが食べない」「食べるのを中断してしまった」「食べ方の変化」という様子がみられることがあります。

　この過程は、大脳の複数の部位の働きによるものです。認知症の原因疾患によって大脳の一部分が障害されただけでも、処理プロセスに変化が生じます（図3）。

　たとえば、見た目では何を調理してあるのかよくわからない「ソフト食」のような物では、興味が湧かなかったり食べ物と認識できなかったりするかもしれません。「これは何かな？」と思いながら手でこねたり、混ぜたり、まるで粘土遊び

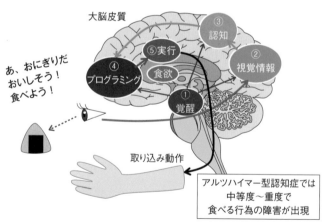

図3 | 食べる行為を起こす脳機能（Leopoldの5期モデルの先行期）

のようなことをしてしまうかもしれませんし、隣席者の常食のほうがおいしそうに見えて、そちらに手を伸ばしてしまう可能性もあるでしょう。認知症の症状による時間や場所の見当識障害や、物の意味の理解・判断の障害、注意障害が重なり、また環境がそのときの認知症の人にとって不適切であると、適切な行為を引き出せずに食事開始困難・摂食行動の混乱が起こることがあります。

このように、脳の障害と実際に目にする症状を整理して考えると、認知症高齢者の不可解な行動にも、彼らなりの理由があることがイメージできます。原因疾患の特徴を把握し、原因を推察して、その時期の本人にとって "わかりやすい環境" をつくることが効果的なケアにつながります。

🍊 咀嚼と飲み込みの困難の時期

脳の機能と咀嚼・嚥下は複雑ですので、ここでは大雑把に把握していきましょう（図4）。咀嚼と嚥下を引き出す脳の誘発部位は2つあって、①中枢性嚥下の誘発部位は大脳皮質に、②末梢性嚥下の誘発部位は延髄にあるといわれています。①は食事のときなどに咀嚼・嚥下を行うための司令塔（いわば社長さん）であり、②は嚥下反射の司令塔（いわば課長さん）の役割です。意識的な嚥下、つまり食事のときは①と②の両方を駆使しています。眠っているときに唾液を飲み込むなどの、意思とは無関係に引き起こされる嚥下反射のときは②しか使わないと考えられています。

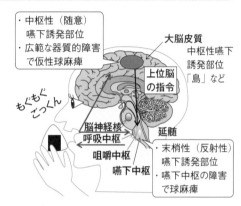

図4│咀嚼と嚥下を起こす脳機能

認知症の進行が中等度から重度に至る過程で、特に大脳皮質にある中枢性嚥下の誘発部位の障害と神経ネットワークの障害により、①と②の連絡がうまくいかなくなります。"社長と課長の電話が通じにくい" ようなものです。そうするとリズミカルに咀嚼することが先に障害されます。

②の延髄には嚥下反射中枢だけでなく、咳反射や嘔吐反射などの咽頭反射の中枢、呼吸中枢もあることが知られています[4]。認知症が最重度に至ると延髄まで萎縮が起こり、嚥下反射のみならず、咳反射や嘔吐反射などの身を守る反射も障害されていきます。

❶咀嚼と食塊形成の困難：口腔内での食べ物の処理が難しい

認知症の人の咀嚼や嚥下に関する協調運動の障害は、さまざまな要因が絡む複合的なものです。「咀嚼」は、元気な若者であれば「視覚」で食べ物の質感を判断し、口に頬張った「感覚」でプリンのようになめらかでやわらかいのか、とんかつのようにガサガサしていてしっかり噛まないといけないのかを無意識に判断しているものです。とんかつを食べるときのように、プリンをしっかり咀嚼する人はいませんね。質感の判断をもとに口の動

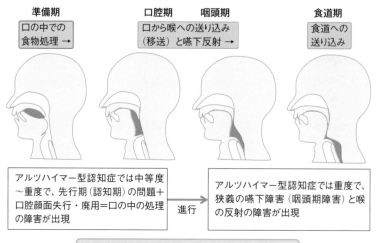

図5｜Leopoldの5期モデルの準備期〜食道期

きの計画を無意識に立てながら食べているのです。

　しかし、先行期障害のある認知症の人は、これから食べる物がどういう質感なのかを判断できないため、どういった口の動きをしなければいけないか予測して適切な動きを引き出すことが困難になり、結果として口腔内の処理が不完全なまま食物が咽頭に入ってしまったり、うっかりタイミングがずれてしまったりします。嚥下反射そのものに大きな問題がなかったとしても、むせや誤嚥が生じてしまうこと（広義の嚥下障害）が「食」のトラブルにつながります。

　中等度から重度に至る時期では、口腔の動きが不自由になる症状（口腔顔面失行）や口腔組織の機能低下（廃用性萎縮）も同時に進行します（図5）。次第に咀嚼の協調運動が障害され、リズミカルで複雑な咀嚼の動きが失われます。口腔内に入った食物を咀嚼して、飲み込みやすいようにまとめる（食塊形成）、喉に送り込む（食物移送）という口腔の協調運動が徐々に難しくなります。口腔咽頭筋の廃用が口腔内での食べ物の処理を障害し、咀嚼せずに丸飲み傾向になっていきます。

❷嚥下反射の出にくい状態：喉に食べ物が入っていても嚥下反射が起こらない

　重度の段階では、身体機能の統合が図れなくなり神経ネットワークの障害も進むので、味覚、嗅覚、触覚などの鈍化、反応性の低下が起こり、また食事中の覚醒が保てずに、介助摂食をしてもため込んで飲み込まない、出してしまうなど、経口摂取量が減少するようになります。こうした変化が口腔咽頭機能に起こったとき、呼吸と嚥下の協調性はよりいっそう低下し、嚥下反射はじめ咳反射、喀出反射、嘔吐反射のような咽頭反射も起こりにくくなります。

　認知症最重度では、徐々に身体感覚の変化が起こり、生命維持に必要な反射も滞るようになります。具体的には、嚥下反射は遅くなり、喉の動きも障害され（嚥下反射惹起遅延あるいは咽頭筋低下による咽頭クリアランスの低下）、咽頭期嚥下障害となり誤嚥が起こりやすく、

また咳反射も弱くなります。結果として体重減少、免疫力低下が起こりますが、その過程には無動や無気力・無関心などが直結し[5]、認知症による視床下部の摂食中枢への影響と満腹中枢メカニズムの障害[6]、またノルアドレナリンなどの神経伝達物質の減少との関連も推測されています。

　この頃の誤嚥は、むせない誤嚥（不顕性誤嚥）であることも多く、誤嚥性肺炎予防が重要です。認知症の人の誤嚥性肺炎予防に関して最も難しいところは、認知症の人自身が、誤嚥することや飲み込みにくいことに自覚がなく、また自分で動きを制御できないこと、訴えることが困難であることです。だからこそ、支援しているわれわれが注意して観察とアセスメントを行い、マネジメントとサポートを行う必要があります[7]。

　アルツハイマー型認知症の最重度においては、全身衰弱と機能障害だけでなく、生体恒常性の破綻と基本的生体機能の障害が起こっており、たとえ経管栄養で栄養が補給されていたとしても十分な吸収が困難であるとの報告があります[8]。経管栄養を行っていても、そのときの本人にとって過量であれば、逆流によって誤嚥性肺炎が生じるケースがあることも十分理解しておく必要があります。

　咀嚼と嚥下が困難な時期からは、可及的に本人の残存機能を探し、食事形態や風味、温度の工夫で嚥下反射を惹起できるかどうか、あるいは姿勢保持によってアンバランスな緊張を緩和し嚥下に有利な姿勢に調整するなど、残存機能を活用するような支援策を検討します。そして、認知症の原因疾患と進行度により「食」の困難が異なることを理解したうえで、どこを注意して観察すべきなのかを、摂食嚥下機能に関する専門家とともに確認することが大事です。

引用文献

1) Edahiro A, Hirano H, Yamada R, et.al. : Factors affecting independence in eating among elderly with Alzheimer's disease. Geriatr Gerontol Int. 2012: 12(3): 481-490.
2) Leopold NA, Kagel MC: Swallowing, ingestion and dysphagia; a reappraisal. Arch Phys Med Rehabil. 1983; 64: 371-373.
3) 枝広あや子：第2章変性性認知症高齢者への食支援．In：平野浩彦編著：認知症高齢者への食支援と口腔ケア．ワールドプランニング：2014．p.27-50.
4) 馬場元毅，鎌倉やよい：深く深く知る脳からわかる摂食・嚥下障害．学研メディカル秀潤社：2013.
5) Berkhout AMM, Cools HJM, Houwelingen HCV: The relationship between difficulties in feeding oneself and loss of weight in nursing-home patients with dementia. Age and Ageing. 1998; 27: 637-641.
6) Keene J, Hope T: Natural history of hyperphagia and other eating changes in dementia. International Journal of Geriatric Psychiatry. 1998; 13(10): 700-706.
7) 前掲3).
8) Chouinard J, Lavigne E, Villeneuve C: Weight loss, dysphagia and outcome in advanced dementia. Dysphagia. 1988; 13: 151-155.

参考文献

・枝広あや子：認知症の人の「食べられない」「食べたくない」解決できるケア―食支援のアイデア集．日総研出版；2016.

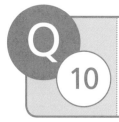

Q10 認知症の人の摂食機能、嚥下機能はどんな状態にあるのですか？

Answer　認知症の症状と、それによって適切な動作が難しくなることに加えて、加齢変化に関連した口腔咽頭機能の低下が少しずつ起こっている状態にあります。常に変化しているので、いつも状態を確認し、そのときの状態に見合った支援をする必要があります。

　認知症の症状もしくは認知機能低下が、食べる行為にどんな影響を及ぼすのでしょうか。

　食事の認知過程の問題が、Leopoldの5期モデル（p.36）でいうと「先行期（認知期）」に影響します。しかし、摂食嚥下の段階がそれぞれ独立しているわけではなく、先行期の障害と口に入ってからの食物処理（準備期～食道期）の障害は、互いに影響し合うのが認知症の人の摂食嚥下障害の特徴でもあります（参照→Q9）。

　すなわち、認知症によって"目の前の物体が安心して食べられる物であることを認識できなかった（先行期の障害が起こっている）状態"では、口の中での処理（随意運動による食塊形成）の実行計画にまでも障害が起こり、咀嚼や食塊形成がうまくいかなくなってしまうことがあります。また、進行する過程では、食事のマナーや箸の持ち方にも混乱するようになります。

食べ物や状況の認知から、口腔内の処理へ

　目の前にある食べ物がかたいかやわらかいか、何度も噛み砕く必要があるのか、舌と上顎で押しつぶせばよいのか、押しつぶしたら汁がしみ出してくるのか、もともと汁っぽいのか……。このような食べ物の食感に対する"予想"が、適切な摂食嚥下には必要です。"予想"があってこそ、口腔内での処理の"計画"が立てられます。

　皆さんも、こんな経験はないでしょうか。初めて行った海外旅行先で、見たこともない郷土食を食べたとき、味や食感の予想と実際が違って、面食らったというような経験です。健常成人であれば、食感の予想と実際が異なったとしても、知覚や唾液腺を含めた口腔機能が即座に適切に働くので、それなりに処理して飲み込むことができます。そして、初めての食べ物の奇想天外な食感と味に、心理的にびっくりしたくらいでは、むせたり、窒息したりすることはないでしょう。

　健常成人であれば、目の前にある食べ物のテクスチャー、見知った料理なのかどうかを視覚的に認知でき、また、温度のイメージ（湯気が出ている、器が冷たい／熱いなど）を感じ取り、口に運ぶ計画を立てて（皿の上で切って、フォークで刺して口に運んで）、何回くらい咀嚼したら飲み込めそうだ、などの計画を無意識に立てています。認知から嚥下までの間には、熱い食べ物でやけどをしないように、唇に触れる前にフーフーと息を吹きかけたり、

口腔に入れてからも舌や上顎の粘膜で"熱すぎる"と感じれば「ハフハフ」と空気を入れ替えて冷ましたりして、さらに飲み込みやすいようにし、ある程度やわらかくなるまで咀嚼するプロセスがあります。

しかし"予想"や"計画"が難しいのが認知症の特徴です。進行した認知症では、予想外の食感に遭遇すると口腔内の知覚情報に対して適切な反応が引き出せず、また反応に時間がかかるため適切な準備期・口腔期の動きができないことが少なからずあります。認知症の進行によって身体機能の統合が図れなくなり、口腔内の協調性の低下も起こります。判断力低下に加え、食塊形成が適切にできなければ、もし、咽頭期障害が軽度であったとしても、タイミングのずれから呼吸と嚥下の協調運動が適切に行われず、容易にむせたり、熱いまま丸飲みしたり、咀嚼できていないまま嚥下したりするでしょう[1]。

嚥下機能が低下してくると、むせや食べこぼしが起こり、とろみ食でもむせるようになってきます。そうして摂食嚥下障害が少しずつ進行し、さらに認知症が進むと、全身的な筋力低下や脳の萎縮、神経変性も起こるので、口腔や咽頭を自由自在に動かしたり、嚥下反射や喀出反射(むせ、咳など)を引き出すことが困難になり、嚥下反射が起きにくく誤嚥するようになっていきます[2]。

🔅 口腔に入ってから飲み込むまで

口腔内での食物処理には認知機能が大いに関与しているわけですが、咀嚼や送り込み、嚥下には神経や筋肉の働きが必須です。認知症の人は多くが高齢者ですから、口腔咽頭筋をはじめ全身の加齢変化と廃用性萎縮が生じているケースで、摂食嚥下障害が課題となります。

廃用性萎縮は、体の使用頻度や負荷の減少で全身に生じます。口腔咽頭に関しても例外ではありません。もともと口腔では、重力に逆らって下顎を靱帯でぶら下げており、筋肉を協調運動させて咀嚼運動を起こしています。しかし、かたいものを食べない生活は咀嚼筋の負荷を減少させます。また、咀嚼しない、会話しないなど、口腔咽頭の使用頻度が低下した生活は顔面・口腔や咽頭の筋活動、そして筋力を減少させることになります。

嚥下運動においては、重力に逆らって喉頭(のどぼとけ周囲)を引き上げ、同時に咽頭の筋肉を協調的に収縮させることで適切に嚥下ができます。しかし、加齢変化で喉頭は下垂するので、咽頭の筋力低下によって引っ張り上げる力が不十分になると、飲み込む力が弱くなり、喉に食べ物や水分が残留しやすくなります。

認知機能とコミュニケーションの低下、失行もあいまって、廃用性萎縮の進行などの加齢変化は加速します。唾液分泌量が減り、消化管機能低下や咽頭喉頭の渇きの感覚が鈍くなることもあります。これらの影響で、口腔咽頭機能が低下して摂食嚥下障害が生じます。

そして、誤嚥せずに飲み込むためには嚥下の瞬間にいったん呼吸を止める必要がありますが、肺活量の低下など呼吸機能の低下によっても呼吸と嚥下のバランスが取れなくなり、嚥下障害が起こります。

また、歯の喪失と、舌や噛む筋肉の機能低下は咀嚼力に影響します。中枢神経の障害は

Part 1
Part 2
Part 3
Part 4
Part 5
Part 6
Part 7

● 歯の喪失	● 低栄養・虚弱・活動低下
● 噛む力（咀嚼力）の低下	● 舌や咀嚼筋の運動機能低下
● 喉頭の下垂	● 送り込み・飲み込む力の低下 ● 嚥下反射・咽頭反射の遅延
● 唾液の分泌量の減少	
● 咽喉の渇きの感覚の鈍化	● 胃液・膵液の分泌量の減少 ● 腸の蠕動運動の低下
● 環境に対する心理反応	● 認知機能低下・判断力低下
● 味覚はじめ口腔感覚の鈍化	● 食べる行動の変化
● 動きの協調性の低下	● 食欲・意欲の低下
● 失行による廃用性萎縮の進行	● コミュニケーションの低下による廃用

食事量減少・体重減少・脱水・肺炎リスク上昇

図｜認知症高齢者の食べる機能に影響を与えている要素

（枝広あや子：認知症の人の「食べられない」「食べたくない」解決できるケア―食支援のアイデア集. 日総研出版；2016. p.57より一部改変）

味覚をはじめとした口腔感覚の鈍化にも関与しますし、また、たくさんの薬剤を内服している人では、副作用による唾液量の減少や消化管の問題が起こりやすくなります。さらに、認知機能低下と環境との相互作用による心理的な反応、食欲・意欲の低下も食べる力に影響します（図）。

　こうしたさまざまな要因が複合して、年齢と認知症重症度が上がるほど摂食嚥下障害が重度化します。臨床的には、非常に複雑で何が課題なのかわかりにくい状態になりがちです。しかも、少しずつ変化していきますから、その都度、十分な観察とアセスメントを行い、状態に見合った支援を行う必要があるのです。

引用文献

1）枝広あや子，平野浩彦：ワンポイント講座 認知症高齢者への口腔ケアと食支援：食事に関するBPSD（前編）. コミュニティケア. 2014；16(10)：42-43.
2）Edahiro A, Hirano H, Yamada R, et al. : Factors affecting independence in eating among elderly with Alzheimer's disease. Geriatr Gerontol Int. 2012；12(3): 481-490.

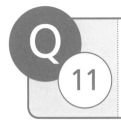

Q11 認知症の人の知覚（嗅覚・味覚・口腔咽頭感覚）はどんな状態にあるのですか？

Answer 食べる意欲や嚥下反射に影響する知覚（嗅覚・味覚・口腔咽頭感覚）は、加齢と認知症に影響されます。高齢者および認知症の人がもつ機能の特徴を把握することで、栄養管理や食事支援の手法においても工夫が可能になります。

食欲低下を起こす嗅覚・味覚の低下

　加齢変化によって摂食嚥下機能は低下し、障害されることがあります。しかし、同年齢でも認知症をもつ人と認知症のない人では様相が異なります。特に、認知症において嗅覚や味覚の低下は初期でも起こっているといわれ、食欲の低下に関連することがあります。

　食欲低下は消化吸収能の低下によっても引き起こされ、食事摂取量は40歳時に比較して70歳時で25％低下しているという報告もあります[1]。さらに、単調なメニューになれば不適当な栄養摂取状態になることが容易に推測されます。早期に低栄養リスクをとらえるためには食欲の確認も有用です（表）[2]。

　嗅覚の低下は特にレビー小体型認知症の初期で生じやすく[3]、食欲低下の一因になります。匂いだけで食欲がわかないときは、食事を作っている風景を見てもらったり、食事を提供して最後のひと手間を目の前で行ったりすること（たとえば、料理に添えるソースを目の前でかけたり、やわらかい食事を出して目の前でスプーンの背でつぶすなど）で、食事に対する意欲を引き出すことができます。

　特に、固形化調整食品（お粥ゼリーなどを作るときのゲル化剤）を使用した食べ物では、嚥下後に鼻から抜ける匂いもしにくくなるので、匂いがしないことが、"何だかおいしく感じない"につながることがあります。一方、スパイシーな風味は、認知症重度であっても飲み込みやすいことが知られており、カレーや黒コショウ、山椒などの風味は、しっかりつけたほうが嚥下反射も起きやすいので、食事の工夫に活用できます。

　味覚は、加齢変化によって低下することが知られていますが、さらに認知症の進行により味覚が鈍化し、特に甘味に対して鈍くなります（甘味閾値の上昇）[4]。また、唾液は口腔内で強い味を希釈する役割がありますが、加齢や薬剤の副作用などによる唾液量の低下によって苦味や酸味の希釈ができなくなると、本人にとっては「キツイ」「嫌な味」になりがちです。はっきりした味や風味がないと"おいしい"と感じないこともあるため、「おかずだけ食べて、白米は食べない」ケースも経験するのではないでしょうか。甘いものや好物であれば食べられるケースも少なくありません。"おいしい"という心理効果に加えて、味覚刺激には嚥下の"知覚入力"における重要な役割があります。

表｜シニア向け食欲調査票
Council on Nutrition Appetite Questionnaire（CNAQ）

日本人における妥当性の検証がなされているシニア向け食欲調査票で、28点以下は6カ月以内に少なくとも5%の体重減少のリスクがあるとされています。

A. 食欲はありますか？	D. 食べ物の味をどのように感じますか？	G. 食事をして気分が悪くなったり、吐き気を催す事がありますか？
1. ほとんどない 2. あまりない 3. 普通 4. ある 5. とてもある	1. とてもまずい 2. まずい 3. 普通 4. おいしい 5. とてもおいしい	1. ほぼ毎日感じる 2. よく感じる 3. 時々感じる 4. ほとんど感じない 5. まったく感じない
B. 食事の時、どれくらい食べると満腹感を感じますか？	E. 50歳のころに比べて、食べ物の味はどのように感じていますか？	H. 普段、どのような気分ですか？
1. 数口で満腹 2. 3分の1くらいで満腹 3. 半分ほどで満腹 4. ほとんど食べて満腹 5. 全部食べても満腹感がない	1. とてもまずい 2. まずい 3. 変わらない 4. おいしい 5. とてもおいしい	1. とても沈んでいる 2. 沈んでいる 3. 沈んでもなく、幸せでもない 4. 幸せ 5. とても幸せ
C. お腹がすいたと感じることがありますか？	F. 普段、1日に食事を何回食べますか？	評価（合計点数で評価） 　8-16点　食欲低下群 　17-28点　食欲経過観察群 　　　　　（食欲低下傾向群） 　29-40点　食欲良好群
1. まったく感じない 2. ごくたまに感じる 3. 時々感じる 4. よく感じる 5. いつも感じる	1. 1回未満 2. 1回 3. 2回 4. 3回 5. 3回以上（間食を含む）	

（Margaret-Mary G Wilson, David R Thomas, Laurence Z Rubenstein,et al.Simple appetite questionnaire predicts weight loss in community-dwelling adults and nursing home residents. Am J Clin Nutr 2005;82:1074-1081より）

高齢者の口腔咽頭感覚

　食べたり飲んだりするのに、口の中や喉の知覚は非常に重要な要素です。私たちは髪の毛が一本、口の中に入っただけでもわかりますし、それによって不快になります。口腔内に入っているもののかたさや、ガサガサに乾いている、モソモソしている、粘り気があるなどのテクスチャーがわかり、また温度や味がわかるからこそ、適切な回数の咀嚼をして、飲み込むための食塊にまとめることができます。

　喉に何かが入っていったときに、嚥下をするのか咳をするのかは、咽頭の知覚で受け取った情報で起こる反射で決まります。このような触覚、味覚、温覚などと呼ばれる口腔咽頭感覚は、感覚器である口腔粘膜と、脳をつないでいる神経が機能しているからこそ、脳に伝わっています。

　口腔咽頭感覚や神経活動についても、加齢変化が起こります。食べ物や飲み物の体積、粘度、温度の情報に口腔咽頭の感覚受容器が反応することによって嚥下反射が誘発されます。これが65～74歳の前期高齢者に比べて、75～85歳の後期高齢者では、口腔咽頭感覚が鈍くなり感じにくいといわれています[5]。喉の中の感覚が鈍いと、喉に何が入ってきたのかがわかりにくいため、嚥下反射や喀出（咳）反射が起こりにくいということです。つまり、口腔咽頭感覚の低下は、嚥下反射が引き起こされるまでの時間に影響します（嚥下

反射惹起時間の遅延）[6]。

　加齢によって口腔咽頭感覚が鈍くなるということは、味の濃さ（味覚刺激）、体温との温度差（温度刺激）、食べ物や飲み物のテクスチャー（触覚刺激）を感じにくくなるということです。感じにくいことは飲み込みのタイミングのずれを起こします。

　また、非常に微細な神経病理学的な加齢変化が生じるともいわれています[7]。この報告によれば、若年成人と高齢者を比べると、特に味覚刺激や温度刺激の少ない液体の嚥下のとき、高齢者のほうがより大脳皮質の広域の活動が認められ、同時に口腔内での筋活動もより努力性であったとされています。

　味覚刺激や温度刺激が一番少ない液体は、体温と同じ温度の唾液です。具体的にいうと、よく冷やしたオレンジジュースと唾液を比較すると、同じ量でも冷やしたジュースのほうが飲みやすい、ともいえます（皆さんの職場で出会う高齢者も、水は飲んでくれないけれどジュースなら飲んでくれるという人はいませんか？）。

　冷やしたジュースにあって唾液にないものは、「味覚刺激」と「体温との温度差」です。味がなく体温と同じ温度の唾液は、感じにくくて嚥下反射を引き起こしにくい（飲み込みにくい）ので、<u>高齢者の場合は大脳皮質や口腔内の筋活動を“一生懸命頑張らないと”若者と同じ運動ができなくなっているのです。</u>

　同程度の負荷のかかる同一の運動を起こすときに、高齢者ではより多くの大脳皮質機能の動員が必要であるということは、裏を返せば、高齢者においていったん大脳皮質の機能低下が生じ始めると、これまで行っていた嚥下運動を同じように起こすことが困難になるともいえます。大脳皮質だけでなく、口腔咽頭機能についても同様です。高齢者が“すごく頑張らないと同じことができない”という現象は、口腔咽頭の働きや食事に限らず、日常生活のいろいろな場面で見られることですね。

*

　これらの要因による、加齢による全般的な嚥下機能低下は、presbyphagia（老嚥）と呼ばれることがあります[8]。加齢変化による咀嚼や嚥下機能の低下は、脳血管障害による嚥下障害と異なり、嚥下機能の本質が損なわれることはありません[9]。すなわち<u>“反応するが鈍い”“動くが疲れる”“動くが弱い”といった機能低下</u>です。

　高齢者の機能の特徴、そして認知症の人の口腔咽頭感覚の特徴を把握することで、栄養管理や食事支援の手法においても工夫が可能になります。

引用文献

1) Dodds R, Sayer AA. : Sarcopenia. Arq Bras Endocrinol Metabol. 2014; 58(5): 464-469.
2) Margaret-Mary G Wilson, David R Thomas, Laurence Z Rubenstein, et al.: Appetite assessment: simple appetite questionnaire predicts weightloss in community-dwelling adults and nursing home residents. Am J Clin Nutr. 2005; 82: 1074-1081.
3) Holly James Westervelt, Jared M Bruce, Melanie A Faust.: Distinguishing Alzheimer's disease and dementia with Lewy bodies using cognitive and olfactory measures. Neuropsychology. 2016 Mar; 30(3): 304-311.
4) Minoru Kouzuki, Junya Ichikawa, Daiki Shirasagi, et al.: Detection and recognition thresholds for five basic tastes in patients with mild cognitive impairment and Alzheimer's disease dementia. BMC Neurol. 2020 Mar 26; 20(1): 110.
5) Calhoun KH, Gibson B, Hartley L, et al.: Age-related changes in oral sensation. Laryngoscope. 1992; 102(2): 109-116.

Part 1
Part 2
Part 3
Part 4
Part 5
Part 6
Part 7

6）Logemann JA, Pauloski BR, Rademaker AW, et al.: Oropharyngeal swallow in younger and older women: videofluoroscopic analysis. J Speech Lang Hear Res. 2002; 45(3): 434-445.

7）Humbert IA, Michelle E. Fitzgerald, et al.: Neurophysiology of swallowing. Effects of age and bolus type. Neuroimage. 2009; 44(3): 982-991.

8）園田明子：第2章サルコペニアの摂食・嚥下障害．2．サルコペニアによる摂食・嚥下障害の評価と治療．In：若林秀隆，藤本篤士編著：サルコペニアの摂食・嚥下障害：リハビリテーション栄養の可能性と実践．医歯薬出版；2012．p.92-99.

9）Humbert IA, Robbins J: Dysphagia in the elderly. Phys Med Rehabil Clin N Am. 2008; 19(4): 853-866.

看護の視点　摂食嚥下機能の変化をアセスメントし、ケアへつなぐ

機能変化の把握、リスクの予測、そして環境整備

　認知症の人への食支援を行うためには、食べるために必要な「からだの仕組み（摂食嚥下の構造と機能）」についての理解が不可欠です。認知症の人、特に高齢者の場合には、摂食嚥下機能の加齢変化を把握し、そののちに、食べる喜びを阻害するリスクを予測し、これを回避するために必要な環境を整えるためのアセスメントを行います。

　看護師には「結果予見義務」「結果回避義務」があります。もしも認知症の人が誤嚥性肺炎や窒息などで亡くなった場合、看護師が予見すること、あるいは回避することができたか否かに関して、法律上の責任が問われます。法的責任を恐れて食べる喜びを奪うのではなく、専門職として摂食嚥下機能についての深い知識とスキルをもつことによってリスクを回避し、認知症の人が食べる喜びを継続できるよう支援することが重要です。

　たとえば、食物の咽頭残留が麻痺側に起こりやすい血管性認知症の人では、食支援に際して「横向き嚥下」などの体位の工夫や、咽頭残留を防止するための固形物と液体（ゼリー）を交互に摂食する「交互嚥下」による支援を取り入れ、ブラッシングと吐き出しを十分に行う口腔ケアによって、口腔内細菌の気管や肺への侵入を防止します。また、鼻閉があれば鼻をかんで風味が感じられるようにするなど、おいしく口から食べるための支援を考えます。結果として、免疫力を高め誤嚥性肺炎を防ぐことができます。このように、「食」に関する機能を理解することは、個々人に適した食支援につながります。

「摂食嚥下5期モデル」と「食のプロセス」からのアセスメント

　摂食嚥下機能のアセスメントは、まずは本文に記載されているLeopoldの「摂食嚥下5期モデル」に沿って行うことが推奨されます。認知症の人は、5期モデルのうち、特に「先行期」に支障をきたすケースが6～7割を占めます。このことは、環境の整え方次第では食べる力を引き出すことができるともいえます。

　また、レビー小体型認知症や血管性認知症の人では、準備期、口腔期、咽頭期といった複数の期に支障をきたしていることがあるので、多職種協働による多面的かつ総合的なアセスメントと支援が不可欠です。

　同時に、食前・食中・食後といった「食」のプロセスに沿って、環境を含めてアセスメントすることで、整えるべき環境が見えやすくなります。たとえば、食事の途中からむせるような場合には嚥下関連筋群の疲労が考えられますので、活動と休息のバランスを見直す必要があることにも気づくことができます。

認知症の人の「食」を
応援する簡単レシピ

■お手軽な肉料理の工夫

①豚もも肉の薄切り（100ｇ）に塩・コショウ、料理酒（大さじ1）で下味をつける。

②鍋にお湯を沸かしたら、広げた肉に片栗粉（適量）をまぶしてから茹でる。

③肉を取り出したら水で冷やし、水気を切ったらベースは完成。

〈食べ方の工夫〉

●ポン酢などをかけて冷たいままでもおいしくいただけます。

●ゴマダレやマヨネーズなどを使うとカロリーアップが可能です。

●焼肉のタレなどを加えてフライパンで温めると焼肉風にもなります。

●牛肉や薄く削ぎ切りにした鶏肉などでもおいしく作ることができます。

■サバと塩昆布の万能そぼろ

①サバの水煮缶（約180ｇ）を汁ごと小鍋（フライパンでも可）に入れて火にかけ、木べらでサバの身を潰す。

②汁気が飛んで潰したサバの身がしっとりしてきたら、塩昆布（5ｇ）、料理酒（大さじ1）、しょうゆ（小さじ1）、砂糖（小さじ2）を加えて味付けし火を止める。粗熱がとれたら完成。

※缶詰や塩昆布はメーカーによって塩分量が若干異なりますので、お好みで調節してください。

※密閉容器に入れておくと数日は日持ちします。

※そのまま、ご飯やお粥に混ぜ込んでも、卵焼きや茶碗蒸しなどに加えてもいいでしょう。

※粗みじん切りにしたトマトと溶けるチーズを混ぜてお粥に加えると、洋風になります。

Part 3

認知症の人の
「食」を支えるケアの基本

認知症の人の「食」を支えるケアには、どのような準備が必要ですか？

Answer 情報の整理をしたうえで、本人の「食」の課題をアセスメントしてから、物品の準備に取りかかります。物品は、本人のできる動作・できない動作を見極めて、摂食嚥下機能やリハビリテーション、栄養の専門家の力を借りて選びましょう。

事前の情報収集

認知症の人の「食」を支えるケアでは、まずは情報の整理を行うことが大事です。認知症の原因疾患それぞれで症状の出方が違い、また、特に人生に密着した「食」には個人の生活背景が影響するためです。

「食」のアセスメントに必要な情報は、老年症候群に関連した摂食嚥下障害の診断アルゴリズムとして欧州嚥下障害学会および欧州連合老年医学協会の白書に示され[1]、またわが国では日本摂食嚥下リハビリテーション学会により、評価法のまとめ[2]が示されています。要点を整理してみましょう。

❶本人と家族への問診

生活情報の中から、課題解決策の糸口が見つかることがあります。生活歴として、若い頃からの食習慣、好きな食べ物、嫌いな食べ物、特に摂食および飲酒習慣の変化、特定の食物の回避、認知症になってから食の好みが変わったかどうか、また認知機能が低下してからの調理や買い物に関する困難の情報が得られたら、本人の症状の変化をうかがうきっかけになります。

同居人の変化と環境の変化、調理する人は誰か、家族の食事のタイミング、一緒に食べているかどうかなど、社会的状況を体系的に評価することが大事です。「食」に対する本人の希望、認知症の人の生活全般に関する家族の考えや希望も丁寧に聞き取ります。

❷医学情報の収集

認知症の原因疾患や、認知症の進行の程度、それ以外の持病と程度、処方歴（特に「食」に影響するのは精神科薬剤、睡眠導入剤など）を確認します。服薬アドヒアランス（薬剤に関する本人の理解や治療への協力意欲）、服薬忘れや自己中断などの情報も大事です。

また、呼吸器系の疾患（喘息やCOPDなど息苦しさのある疾患、肺炎・結核の既往など）、脱水、体重減少など、嚥下障害に関連する症状も情報収集します。認知症の人の摂食嚥下障害では、急に食べられなくなったのか、何カ月もかけて食べられなくなってきたのか、という経過や、歯科受診歴、口腔内所見も重要な情報です。

❸食事観察による情報収集

　現在の食事内容（栄養バランスだけでなく物性）、食事時間、食事姿勢、嚥下後の口腔咽頭の食物残留、嚥下後の声の変化（湿性嗄声<ruby>しっせいさせい</ruby>：喉に水分がたまっているようなガラガラ声など）、食べているときのむせや嚥下後の呼吸切迫（息が切れる）、鼻腔への食物の侵入などの食事中の様子と、食後の食道残留感や逆流などの嚥下障害特有の問題を聞き取り、食事の観察をします。経口摂取を継続している中で摂食嚥下障害が出現し始めたケースでは、機器を使用する摂食嚥下機能評価の前に、普段の食事場面を観察し、誤嚥リスクのある環境因子を評価（アセスメント）して改善可能な点を検討します。

❋ 環境と物品の準備

　「食」を支えるケアは、必ずしも専用の物品がないと成立しないものではありません。食べる場所の環境調整や、いす・クッションなどその場にある物でできる調整もあります。一方、専用の物品の活用が効果的なケースもあります。摂食嚥下機能の専門職と一緒に考えながら選ぶことが大事です。

❶食べる空間

　食べる空間に対する準備は「片づける」と「シンプルにする」です。元気な若者とは違い、気が散るものが複数あると、摂食行動の一連の流れがスムーズに行えなくなるのが認知症の人ですから、注意維持できていないような様子が見られたら、できる限りシンプルな食卓にすることが効果的です。

　新聞やカレンダー、食事時に不要な軟膏の類、人形や花など、食卓周囲に気が散る刺激がないように片づけて、テーブルに食べ物以外の物品がないようにします。テーブルクロスやランチョンマットの模様も、混乱要因になります。また、テーブルにところ狭しと並べられたさまざまな食器は、情報量が多すぎて本人の食べてよい範囲が不明確になりますし、食卓周りにペットがいることも、食事に集中できない要因になります。

　太陽光や電灯などの光量は、本人の見え方に影響を与え、それが食事の認知に影響します。特に在宅では、夕食時に西日が差し込んでまぶしさが気になる状態ではないか、逆に暗すぎないか、本人の背後から光が差して食事が陰になっていないか、などを調整します。また、窓からの風だけでなく、エアコンにも注意が必要です。風そのものと、風にそよぐカーテン等が「動く」ものとして注意を引いてしまいます[3]（参照→Q28）。

　音については、落ち着くような環境音楽や童謡などを流している施設や、摂食嚥下のスピードコントロールのため、メトロノームでテンポをとりながら食事をする施設などがあります。試してみる価値はあるかと思いますが、騒がしいよりは静かなほうが集中するのに効果的といわれています（メトロノームは、脳血管障害後遺症の人の嚥下のタイミングをつかむリハビリテーションに使用されることがあります）。

❷テーブルといす、肘掛けと足台

　食事の際のテーブルといすについては、Q13でも解説しますが、もし買い替える余裕があるなら、「肘掛けが付いているいす」をおすすめします。食卓につきやすいように座

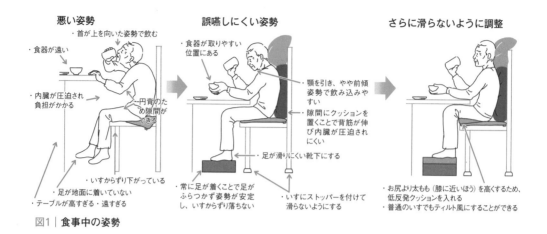

悪い姿勢

・首が上を向いた姿勢で飲む
・食器が遠い
・内臓が圧迫され負担がかかる
・円背のため隙間ができる
・いすからずり下がっている
・足が地面に着いていない
・テーブルが高すぎる・遠すぎる

誤嚥しにくい姿勢

・食器が取りやすい位置にある
・顎を引き、やや前傾姿勢で飲み込みやすい
・隙間にクッションを置くことで背筋が伸び内臓が圧迫されにくい
・足が滑りにくい靴下にする
・常に足が着くことで足がふらつかず姿勢が安定し、いすからずり落ちない
・いすにストッパーを付けて滑らないようにする

さらに滑らないように調整

・お尻より太もも（膝に近いほう）を高くするため、低反発クッションを入れる
・普通のいすでもティルト風にすることができる

図1｜**食事中の姿勢**

面と足が別々に回転する機能のあるいすでは、しっかりと座面の奥まで座ってもらってから、回してテーブルに向かってもらうことができます。キャスター付きのいすは姿勢が崩れたときに転倒の原因になりますので、食事には使用しないほうがよいでしょう。

　それぞれの体格を考慮し、膝が直角に曲がって足底が接地する高さにします。足がぶらぶら浮いていると、体幹が安定せず安全に嚥下できません（ぜひ皆さんもやってみてください）（図1）。足が浮いてしまうときは「足台」を設置します。足台は手作りのもので代用できることもありますが、体重がかかって破損すると転倒の危険があるので、丈夫なものを用意しましょう（座ってから足を置くことが大事です）。

　テーブルの高さは、いすに座った状態で肘が直角に付くくらいがベストです（参照→Q34）。座面が著しく凹んでお尻が沈み込みすぎるいす、ひどく体が丸まってしまうような高さの机なども姿勢の安定によくありません。円背の人向けには、背板の角度が調節できるいすもあります（参照→Q13）。また、通常の座位でうまく飲み込めないほどの嚥下障害の人では、角度調節可能なリクライニングいすがよいですが、理学療法士や作業療法士などの専門家と相談して購入や工夫を検討しましょう。

❸普通の食器、介護用の食器

　一般的に、視空間認知障害が起こっている認知症の人は、見える物の位置関係や立体感、奥行きなどが正確に判断できなくなっていることから、食器の模様やくぼみ、色が食べ物と同化して見えにくくなり、混乱することがあります。模様のないシンプルな食器の中から、注意を引くために食べ物の色とコントラストを付ける配色の物を選びましょう。

　白内障などの視力障害でも、食卓の見えにくさから食欲がわかない、または食べ残すケースが多くあります。白い茶碗に白いご飯よりは、黒い茶碗に白いご飯がより見えやすいでしょう[4]。食器は大きいより小さめで片手に収まるくらいが持ちやすいサイズです。複数の食器で混乱するようなら、一品料理にするか、片手で持てるサイズの小鉢を一つ持ってもらうことで集中するものを明確にします[5]。通常の食器ではなく弁当箱を使うと、"特別感"を演出できてうまくいくことがあります。食器の中の食べ物が見えるように、縁に傾斜のついた「介助食器」（図2）を使用するなど、食事に対する意欲を引き出す工夫

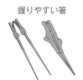
握りやすい箸

バネの力で自然に開き、ものをつまみやすい。箸先がずれないので利き手でなくても使いやすい

握りやすいスプーン、フォーク

柄が太くて軽い。指をかけやすく、握力が低下しても握りやすい

手首を反らさなくてよいスプーン、フォーク

食具が曲げてあり、食べ物をすくって口に運ぶ際、手首を反らさなくてよい

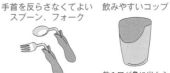
飲みやすいコップ

飲み口が鼻に当たらないようにU字にカットしてある。顎を引いたまま飲めて誤嚥しにくい

すくいやすい皿や茶碗

皿の縁にあるくぼみにスプーンを沿わせるようにしてすくう

握りやすい取っ手のコップ

取っ手が持ちやすい形で、握力が弱くても握りやすい

見えやすく、すくいやすい食器

スプーンを差し込みやすい傾斜、くびれた段差、安定した広い糸底で、すくいやすい

ラクラク食器

縁が高く、内面の角がスロープになっているので、自分の方向に寄せるとすくいやすい

ホルダー付きスプーン、フォーク

ストロー付きカップ

飲みにくい姿勢でも誤嚥しにくいコップ

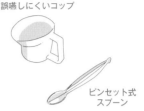
ピンセット式スプーン

図2｜さまざまな介助食器と自助具

も必要です。

　「自助具」（図2）と呼ばれる、箸やスプーンの持ち方を補助する道具は、握力の低下や錐体外路症状を含む関節運動の障害、麻痺などがあるケースで用います。首の角度が変えられなくても安全に飲めるように「鼻の部分をカットして内面に角度を付けたコップ」（嚥下しにくい姿勢でも水分が咽頭に流れ込まないための工夫）、弱い力でも握れる「太いグリップ」、手首・肘の回旋困難があっても食べ物をすくって口に運べる「角度が曲げられるスプーン」、手指の巧緻性が低下していても箸が使えるように「ピンセットのようになった箸」、唇と舌の力が弱くても口に食べ物が入れやすい「シリコンスプーン」などがあります。

　どの動作がうまくいけば自分で摂食行動ができるのか、介助摂食でもスムーズに食べてもらえるのかを見極めて選ぶことが大事です。アセスメントせずに選ぶと、かえって危険なことがありますので注意してください。言語聴覚士や作業療法士などの専門家に相談しましょう。

❹調理器具、とろみ調整食品、栄養調整食品、形態調整食

　「食」の支援では、食事をすりつぶすためのミキサーや、とろみ剤、栄養調整食品、形態調整食が必要になることがあります。あらかじめ用意しておくよりは、必要なときに、管理栄養士などの専門家の助けを借りて選ぶとよいでしょう（参照→**Q18, 19, 20**）。

引用文献

1）Laura WJ Baijens, Pere Clavé,Patrick Cras, et al.: European Society for Swallowing Disorders-European Union Geriatric Medicine Society white paper: oropharyngeal dysphagia as a geriatric syndrome MedicinePublished in Clinical interventions in… 2016 DOI:10.2147/CIA.S107750.

2）日本摂食嚥下リハビリテーション学会医療検討委員会：摂食嚥下障害の評価2019.
〈https://www.jsdr.or.jp/wp-content/uploads/file/doc/assessment2019-announce.pdf〉（2022.2.14確認）

3）枝広あや子，平野浩彦：ワンポイント講座 認知症高齢者への口腔ケアと食支援(Vol.3)―食事に関するBPSD（前編）. コミュニティケア. 2014；16(10)：42-43.

4）山田律子：認知症の人の食事支援BOOK―食べる力を発揮できる環境づくり. 中央法規出版；2013. p.100-101.

5）枝広あや子：【認知症の摂食・嚥下障害―原因疾患別の特徴とアプローチ】アルツハイマー型認知症. 地域リハビリテーション. 2012；7(6)：447-452.

Part 1
Part 2
Part 3
Part 4
Part 5
Part 6
Part 7

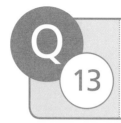

認知症の人へ行う「配膳前のケア」の基本を教えてください

Answer それぞれの人に応じた、食事環境への配慮、全身状態の観察、姿勢の工夫が必要です。配膳前に確認しておくポイントに沿って、ある程度調整してから、配膳して食事の様子をチェックします。

食事の前に確認するポイント

誤嚥性肺炎を起こさないために、安全な食事介助に向けたポイントをいくつか解説します。今一度、普段の食事ケアを振り返ってみましょう。まずは次の3点を確認します。

①その場所は、食事に集中できる環境か

②リラックスして食事に集中できるように、体の調子は整っているか

③食事に適した安定した姿勢を保持できているか

❶環境のチェック

環境は「食事に集中する」という点で非常に重要です。認知症の人は、周囲のさまざまな刺激の中から食事だけを選び取って、それに集中し、維持することが難しく、混乱してしまうと摂食行動が適切に行えなくなります。アルツハイマー型認知症の人では、摂食の"行動が解体"して（適切な行動の段取りがわからなくなって）、箸やスプーンなどの使い方を誤ったり（箸とスプーンを同時に持って箸のように使うなど）、食べ物をもてあそんでしまったり（粘土遊びのようにするなど）と、食事に対する適切な行動が引き出せないケースがあります。また、気が散ったまま食べていると、口腔内での食べ物の処理が中途半端なままで飲み込もうとしたり、飲み込むタイミングがずれたりするなどの"うっかりミスによる誤嚥・むせ"も起こりやすくなります。

"行動の解体"がみられても、認知症の人の視界に入る情報を調整し、わかりやすい声かけによって誘導することで、慣れ親しんだ行動が引き出せる（箸を上手に使って自分で食べることができるなど）ケースも経験します。食卓周囲は気が散るような刺激をなくしてシンプルにし、テーブルに食べ物以外の物品がないようにすることが必要です（表1）（参照→Q12）。

❷体調のチェック（表2）

たとえば昼夜逆転していて朝食時に眠い、前夜に飲んだ睡眠導入薬が朝になっても効いている、

表1｜食卓周辺の環境

環境刺激の調整
●テレビやラジオ、周りの物音は静かに
●動くもの、動き回る人は少なく
●視覚認知しやすい明るさ
●食卓を囲む人々との相性（食べるペースが同じくらいの人を隣席へ）
●適正な室温と衣類

食卓と配膳される食事の調整
●雑貨などのない集中できる食卓
●認知しやすい箸やスプーンなどの食具
●素材感のわかる食形態
●識別しやすい色使い、コントラスト
●混乱しない品数

背中がかゆい、トイレに行きたくなってしまったなどで、食事行為や咀嚼、嚥下に集中できなくなると、呼吸と嚥下のタイミングのミスが起こります。「背中がかゆいけど我慢して食べる」というのは、ささいなことに思えますが、認知症の人にとっては難しいかもしれません。かゆいと訴えられたときに「ご飯を食べた後で背中の薬を塗りましょう」と声かけしても食事ができないようであれば、いったん部屋に戻り、背中のかゆみを取ってから食事に戻る対応をしてみるのもひとつの手です。

☐ 排泄は済んでいるか？
☐ 発熱・感染症の疑いはないか？
☐ 寝不足はないか？　昼夜逆転していないか？
☐ 痛み・かゆみがないか？
☐ 脱水・電解質異常がないか？
☐ 下痢・便秘など消化管の通過障害がないか？
☐ 筋肉はリラックスできているか？
☐ 義歯の破損・口腔粘膜の潰瘍など口腔内環境の不良はないか？
☐ 口腔が乾燥していないか？
☐ 食べる前から咽頭に唾液貯留音がしないか？

　薬剤の影響で、食事行為や嚥下に精神集中できないほどの覚醒レベルであれば、やはり呼吸と嚥下のタイミングのミスを誘発します。さらに、もともとの持病の悪化や急性炎症、精神科薬剤の変更、脱水、便秘、消化器症状などがあれば食欲にも影響します。また、食事前の排泄も非常に重要です。排泄を我慢している状態で食卓につくと、血圧も上がり、落ち着きません。すっきり落ち着いた気持ちで食事をしていただくためにも、排泄を済ませるよう誘導しましょう。全身状態が嚥下機能にも影響するということを意識して、いつもと様子が違うな、と思ったらまず生活全体のアセスメントをしましょう。

　口腔内の環境が整っているかを確認することも大事です。最低限、食前の口腔ケアはしたか、痛いところは放置されていないか、きちんと義歯を入れているかについては食事前に確認しましょう。

　体に関する要因や口腔内の問題などを確認しても起こってしまう気分・機嫌の変動は、認知症の中核症状によるものの可能性があります。調子が悪いときには無理をさせないようにして（無理して食べると誤嚥リスクになってしまいます）、本人の調子のよいときを見計らって、間食や濃厚栄養食などで補助栄養を摂ってもらうようにします。活動量の少ない人なら、3〜4日の長いスパンで栄養摂取量のバランスをとるくらいの気持ちで、ゆったり構えましょう。

❸姿勢のチェック

　体の安定が崩れていると、食事に興味がわかないばかりか、口腔咽頭での食物の流れに影響してタイミングがとりづらくなり、誤嚥しやすくなります。腹筋や背筋などの体幹筋の筋力が低下すると、お尻が左右にグニャグニャ揺れて崩れた姿勢になりがちです。骨盤が立つように座り直し、クッションなどで骨盤の側方をサポートして安定させましょう（図1）[1]。

　円背がなく自立摂食できる人であれば、姿勢は背筋を真っすぐに地面に直立させるように努力し、足底を接地させます。足底の接地は、姿勢の安定、ひいては安定した咀嚼と嚥下に非常に重要です。

Part 1
Part 2
Part 3
Part 4
Part 5
Part 6
Part 7

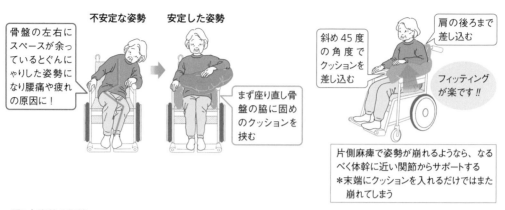

図1｜姿勢の保持

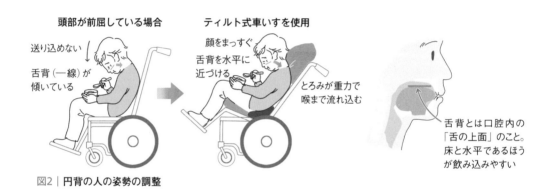

図2｜円背の人の姿勢の調整

　円背の人の場合は「仙骨座り」になってしまい崩れた座位が痛みの原因になることもあるので、背面の角度が変えられるいすか、それがなければしっかりした低反発座布団をお尻・太ももの下と背中に入れて調節します。本人の目線がテーブルの上の食べ物に向けられるように、かつ本人の舌背（口腔内の舌の上の面のこと）が床と水平になるように、横から見て調整します。ティルト機能（背もたれと座面の角度を変えることができるタイプ）のある車いすがあれば、座面を少し後ろに倒すと、嚥下しやすい姿勢になります（図2）。このように調節をして、本人が食具と食器を持つ様子があれば、少しでも自分で食べてもらいましょう。

　体とテーブルの位置関係も重要です。テーブルとの距離や腕の角度に無理があると、肘や手首のスムーズな動きができずに食べこぼし、こぼしたものが気になって食事が中断したり、疲労の原因になったりします。料理が見えなくては食欲もわきませんし、何を食べるのかわからないままに口に運ぶことになります。

　また、姿勢が崩れて、特にお尻が座面の前方に滑って仙骨座りになってしまうと、姿勢が安定しないうえに、テーブルの奥に置いてある食器が見えにくくなります。滑るときは背もたれと座面に滑り止めシートを敷き、膝を曲げて足底を接地させ、靴下や床に滑り止めの工夫をしましょう（図3）。食器の中の食べ物が見えることは、食事に対する意欲を引き出す支援になります。

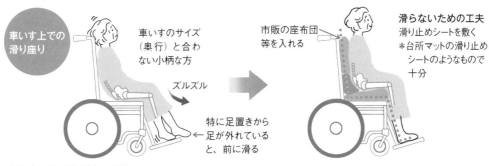

車いす上での滑り座り

車いすのサイズ（奥行）と合わない小柄な方

ズルズル

特に足置きから足が外れていると、前に滑る

市販の座布団等を入れる

滑らないための工夫
滑り止めシートを敷く
＊台所マットの滑り止めシートのようなもので十分

図3│お尻が滑るときの対策

　また、適切なポジショニングは、逆流など上部消化管のトラブルを軽減することにつながります。肘はテーブルか肘掛けに預けられるようにすると、姿勢が崩れにくくなります。体幹の筋肉が弱っていると自分の姿勢を保つことも苦しいため、食事中にもだんだん体が丸まって下を向くように崩れてきます。三日月の形のビーズクッションを体の前に（ジェットコースターのシートベルトのように）抱え、肘を置いて体幹を支えてあげると、呼吸も少し楽になります（参照→Q30）。

意欲を引き出す食事内容の工夫

　配膳の仕方だけでなく、味つけや風味づけも食欲向上には重要なポイントです。近年、においや味の感覚が注目されており、アルツハイマー型認知症やレビー小体型認知症で、認知症初期からの嗅覚低下や、味覚の低下が確認されています。認知症の人の嗅覚低下は「においの記憶（においと記憶との結び付け）」の低下でもあり、それが味覚の嗜好の変化にも影響し、極度に甘いものや味の濃いものを好むようになるともいわれます。海外でも「認知症の人は極度に甘いものやスパイシーなものが好きになる」と報告されているくらいです[2]。

　筆者の経験としても、普段食事を半分しか食べない人がカレーライスのときは食べ残しが少ないという実感があります。カレーライスのよいところは、ターメリックなどの香り立つスパイスが食欲を刺激し、とろみがついていて飲み込みやすく、かつ一品料理であることでしょう。日本の食材でも、山椒や胡椒の香り立つ料理で食欲が出るのは同じですね。味覚や嗅覚が低下している認知症の人には、若い人が感じるより強めの風味をつけたほうが、はっきりと味がわかり、おいしく感じられ、食が進みます。

引用文献

1) 枝広あや子：多職種連携で行う認知症の人の誤嚥性肺炎予防—1.誤嚥性肺炎を起こさない安全な食事介助. 認知症介護. 2015；16(1)：38-44.
2) Easterling CS, Robbins E.: Dementia and Dysphagia. Geriatric Nursing. 2008; 29(4): 275-285.

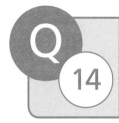

認知症の人へ行う「配膳後のケア」の
基本を教えてください

Answer 食べる意欲があっても、混乱や動きの課題があるために食べられない場合があります。本人の食べる力を引き出すために、混乱している様子の確認、動作性の課題の確認、嚥下や呼吸状態の確認など、総合的な観察・アセスメントを行い、その困難に見合ったケアにつなげます。

配膳時・食事中に観察するポイント

できる限り認知症の人の自立を促進することが大事です。本人による摂食が始まらないからといって、すぐに介助摂食としてしまうと、認知症の人の自立が早期に損なわれてしまいます。配膳後も、本人の食べる力を引き出し、少しでも食欲がわくようにかかわります。まずは以下の点を確認してみましょう。

①食事の開始時に、混乱している様子がないか

②食事中に手が止まったり違う動きをしたりしていないか（そのときの様子はどうか）

③視覚的に把握できている範囲と、食べる動きや食具を持つ利き手の可動範囲はどうか

④口に運ぶスピードと飲み込むペースのバランスはどうか

⑤むせ、呼吸切迫、口にため込んで飲み込まない、などの様子はないか

食事が開始できるかどうかのチェック

何もお手伝いしなくても本人が食べ始めるか、あるいは困っている様子や助けを求める様子があるかを確認します。食べるためには、食事を食事として認識できていること、やるべき行動がうまく引き出せていることが必要です。混乱があると、口腔内での食べ物の処理が中途半端なまま飲み込むタイミングがずれるなどの"うっかりミスによる誤嚥・むせ"も起こりやすくなります。

体調不良はないように見えるのに、食事が始まらないときには、何につまずいているのかを一つひとつ探しましょう[1]。いきなり介助するのではなく、問い詰めるのでもなく、まずは言葉による誘導、さらに食事を指し示して説明するなどの誘導をします[2]。食事を見てはいても、何をしたらよいかわからず困っているようであれば、「お昼ご飯の時間ですよ。今日はカレーですよ」などと、今が「食事の時間」であることを伝え、食事を指して説明しましょう（時間の情報の提示と、すべきことの明確化）。

情報の提示だけでは食事が始まらないようであれば、利き手にスプーンなどの食具を持ってもらいます。自分で食具を持つこと、持った感覚を感じてもらうことが非常に重要です。それでも困難であれば、利き手に食具、もう片方の手に食器を持つように誘導し、

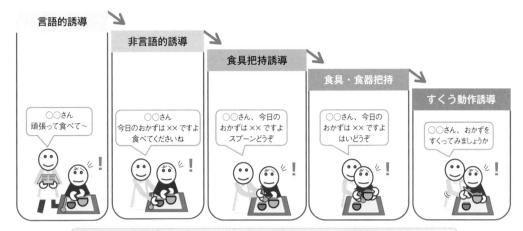

開始困難であった者の60%近くが食具・食器把持の支援で食事開始可能となった

※食具・食器把持：利き手に食具、もう片方の手に食器を持つ、日本人の食事スタイル

図1│自分で食事開始できない認知症高齢者（中等度～重度）への段階的介入
（枝広あや子，平野浩彦，山田律子，ほか：認知症患者の自立摂食を支援するための介入プログラムの考案．日本老年歯科医学会抄録集．2012．p.152 より）

体で覚えた記憶が蘇ってくるかどうか確認します（いわゆる日本人の食事スタイルです。高齢者の多くは子どもの頃にしつけられているのではないでしょうか）。自験例では、ここまでの誘導で、自分で食事が始められなかった人の60%が食事開始できました[3]。まだ動作が始まらなければ、介助者が二人羽織のように、食具や食器を持った手をやさしくアシストして、食べ物をすくう動作や口元まで運ぶ動作を試します。このアシストは、習慣的に行って体に染みついている動きの記憶を呼び覚ます支援です（図1）。

　それでも開始できなければ、今度はひと口介助です。本人が持っている食具はそのままで、別のスプーンで介助することが重要です。最初のひと口を食べてもらい、"食べる状況"であることをイメージしやすいようにします。そのあとは、再度動作の誘導をして、自分で摂食が始められるように支援します。何口か食べて食具を置いてしまうケースでは、集中力や作動記憶の低下が考えられます。食事開始時と同じように支援してみて、なるべく自分の力で食べてもらうように支援します。

食べている様子のチェック

　自分で食べ始められたときにも、途中で手が止まっていないか、迷っている様子はないか、食べる動きとは違う動作をしていないか確認します。

❶途中で手が止まってしまう場合

　止まってしまうのは、集中力が途切れたためか、ある程度摂取したことで血糖値が上がり空腹感がなくなってきたのか、あるいは食事中に何かトラブルがあったのかもしれません。良いペースで食べていたのに、急に口の中の調子が悪いと感じたり、何かのきっかけで驚いて混乱したりしたことで、摂食行動が止まってしまうことがあります（ケース紹介参照）。習慣的動作で食事ができていても、ちょっとしたことで一連の行動の流れが途切れ

ると、状況を把握し、修正して元の行動に戻ることが難しいという認知症の人は、多くいます。

❷提供された量が多くて適切な行動がとれない場合

　目の前の物を認知したとき、適切な行動が選び取れないために、別の行動を起こしてしまうことがあります。たとえば、複数の食器が配膳され、たくさんの量と品数に混乱して、何をすればよいかわからなくなってしまうケースがあります。本人にとって「わあ、こんなにたくさん」と思ってしまったとき、「私はこんなに食べられないから、いいわ、あんたたち食べなさい」と言って手を付けない人や、思わず別の皿に取り分ける動作をして"大家族の大皿料理を取り分けるお母さんの動き"をしてしまう人もいます。

　そういうときは、本人の手のひらに収まるくらいの小鉢に少し取り分けて、ほかのお皿は遠ざけてしまうと落ち着いて食べられることがあります。運動量が少なく食欲があまりない人にとっては、目の前にたくさん提供された食事は、これから乗り越えなければいけないハードルの高さにもなり得ます。特に、戦争や大変な時代を乗り越えてきた世代では、食事を残すことに心理的な抵抗がある人も少なくありません。食べ切れなくて残ってしまった食べ物を「もったいない」と言ってポケットに入れて持ち帰る人もいます。

　気分よく食べてもらうには、食器も少なく、量も少なめに提供し、食器が空いたところを見計らって追加分を提供する"フランス料理風"はいかがでしょう。食事時間で食べ切ることが難しいなら、間食の時間に提供してもよいかもしれません。

❸気が散って適切な行動がとれない場合

　食事中に気が散って自分がとるべき行動が起こせないなど、注意障害がある人の場合は、同じテーブルにつくメンバーの食べるペースや動きをなるべく合わせましょう。注意がそがれず、互いに模倣できるので、ペースをうまく誘導できることがあります。一方、食べるのが非常にゆっくりの人に対して、隣席の人があれやこれやと口出しするような組み合わせでは、ゆっくりの人のストレスになってしまうので、食卓のメンバー変更も検討しま

す。周囲の人に混乱するときは一人で壁に向かってもらうことも、集中しやすい環境づくりになります（ケース紹介参照）。

視空間認知や動きのチェック

❶視空間認知障害によって適切な行動がとれない場合

　認知症の人には、立体的なものが平面的に見えてしまうなどの症状（視空間認知障害）があります。

　テーブルクロスや食器の柄がたくさんちりばめられた食卓では、"見える情報量"が多すぎて混乱しやすくなります。目の前のものが食事であることがはっきりわからないため、箸を鉛筆のように持ったり、食べる以外の作業（仕分ける、並べ替えるなど）をしたりすることがあります。また、食器と食べ物の色が似通っていたり、凝ったデザインで食器に凹凸があったりすると、食べ物と食器の区別がつかなくなり、柄を触ったり、柄をつまんで食べようとしたりと、食事が進まないこともあります。食べ物と皿のコントラストをつけ、柄は少なくするなど、見える世界をわかりやすくして、落ち着いて食べられる工夫をしましょう（参照→Q28）。

　認知症でなくても、視力障害や白内障、適切な眼鏡ではないなどの理由で"見えにくい"状況は起こり得ます。食べ物と食器の色のコントラストをつけた配色のほうが、より見えやすくわかりやすくなるでしょう[4]。海外では、認知症の人専用の真っ赤な食器が販売されていますが、日本の文化の中では日本的な食器の色がなじむかと思います。

　また、本人から遠い場所にある緑色のペースト食を食べ忘れるケースがありますが、高齢者にとって緑や青の色は認識しにくくなるといわれていて、緑色単色のペーストは食事に見えなかったのかもしれません。食べてもらうために、ほかの食べ物とのコンビネーションを試してみましょう。

　視野の狭さや目線を考慮しない食器の並べ方をすると、中の食べ物が見えにくくなり、奥にある食器にも気づきにくくなります。手前には背の低い食器を置きましょう。

　弁当箱を食器に使うことも有効と報告されています。行楽気分になりますし、一品料理

で、弁当箱の仕切りがあることが、視覚探索に有利だといわれています。視覚認知を高めるよう色鮮やかな丼ものにすることもできます。白いお皿に乗せるなら、ふりかけ混ぜご飯のおにぎりにして色をつけると視覚認知しやすくなります。

半側空間失認では、把握できていない側の食べ物を残しがちですから、食べる様子を観察しながらタイミングを見計らい、食器の位置交換をするなどで本人の気づきを促すことができます（参照→**Q34**）。

❷上肢の運動障害によって適切な行動がとれない場合

高齢になると椎骨が縮み、上肢や手首の可動域制限が起こります。肘や手首を自由に回旋できない状況では、食器からうまく食べ物をすくえずこぼしやすくなり、結果的に手づかみで食べることも起こり得ます。<u>上肢・手首の可動域に合わせて介助食器を置くなど、配膳の仕方を徹底することも、疲労がない食事動作をサポートする介入ポイントといえます</u>。上肢の運動障害がある場合は、食器や食具への配慮を行うことで食べやすくなります。

失行などによる食具使用困難で、箸が上手に使えず指でつまんで食べるような様子が見られたら、手で食べやすいおにぎりやパンなどの提供もよいでしょう。スプーンで食べるべき物を指で食べると、食べ物のもてあそびにもつながりがちですし、本人にとっても「何か変かもしれない……」と失敗した気持ちを起こさせてしまいます。

🍋 ペースとスピードのチェック

一食にかかる時間は、健常成人であれば15分くらいが目安ですが、ゆっくり食べる認知症の人では20〜30分かかることも珍しくありません。逆に、前頭側頭型認知症やアルツハイマー型認知症で、かき込み食いや早食いの人は、5分で終わってしまうこともあります。<u>早食いの人は、窒息や誤嚥のリスクを回避するために、もう少しゆっくり食べてもらえるような工夫が必要です</u>（参照→**Q32**）。早すぎるペースは実行機能障害や前頭葉障害による自己行動の統制障害が関係している可能性があります。いつも使っているスプーンが大きいものであれば、少しだけ小さいスプーンにしてみると、ひと口量を調整できます。全摂食量を一度に提供せず、小さいお皿で少しずつ提供しながらペースをコントロールすることもできます。

一方、食事が中断しがちの人は、<u>食事時間が長すぎると疲労の原因になります</u>から、40〜60分程度で終わるように、後半は介助することも必要です。疲労すると、嚥下に必要な反射や筋肉の収縮が弱くなり、適切に嚥下できなくなってきます。また、通常の食事をブレンダー等にかけて食形態を調節すると、どうしても体積が増えてしまいます。送り込みが遅い、嚥下反射が出にくい、食事に時間がかかるという人（アルツハイマー型認知症では最重度のステージ）の場合、体積の多い食事を頑張って食べるのが難しくなってきたら、形態調整食の濃厚栄養食を応用して体積を減らしたほうが誤嚥性肺炎リスクの軽減になります。

✳ 嚥下機能のチェック

　食事中の様子において、上手に食べられるときと食べられないときがある人がいます。精神科薬剤や睡眠薬の副作用が出ているときはうまく自立摂食できず、咀嚼や嚥下もうまくいかない、というケースもありますし、レビー小体型認知症の人などは抗パーキンソン病薬の効果がある時間とない時間の差がある、ということもあるでしょう（参照→Q29）。どういうタイミングだと調子がよいのか、どの時間帯は振戦がひどいのかなど、日常的に観察することが有効です。

　また、薬剤の調節に関しては医師や薬剤師に相談することが重要です。便秘のせいで抗パーキンソン病薬の効果が出ない、という人もいますので、常日頃から便秘にならない対策をしましょう。むせる様子、ため込む様子が見られるようになったら、多職種で観察すること、食後の呼吸の様子を注意して観察することも大事です（参照→Q15）。

引用文献

1）Yamada R, Isoda J, Nakajima K, et al.: The features of "Feeding Rhythm Disorder" According to the severity of dementia: The use of a specially designed recording sheet. Journal of Japan Academy of Gerontological Nursing. 1999; 4(1): 73-82.
2）山田律子：認知症の人の食事支援BOOK：食べる力を発揮できる環境づくり．中央法規出版．2013．p.44.
3）枝広あや子，平野浩彦，山田律子，ほか：認知症患者の自立摂食を支援するための介入プログラムの考案．日本老年歯科医学会抄録集．2012．p.152.
4）前掲2）．付録121-124.

Q15 認知症の人の「食」を支えるケアでは、どのような多職種連携ができますか？

Answer 医療介護連携の中でも、高齢者に対する経口摂取の支援は、多くの職種が互いに専門性を発揮できる取り組みのひとつです。時間がかかっても、すべての職種が平等に話し合える関係性をつくり、専門性を持ち寄り、学び合って、現場に活かすことが大切です。

多職種による食支援の実際

要介護高齢者の経口摂取支援は、多職種協働チーム（参照→Q5）の成果ととらえることもできます。複雑なニーズをもった要介護高齢者に対して最大のアウトカムを得るためには、チームが共通の目標をもち、各専門家によって多面的なアセスメントがなされ有機的に連携を図ることが重要です[1]。多職種チームは、高齢者の健康とQOLの向上、介護者の介護負担の軽減に寄与できるだけでなく、チームメンバーの専門性を知ることが継続的な効果を生み出します[2]。

介護施設における多職種協働による経口摂取支援の先進例から、多職種チームの発展のプロセスをまとめると、「課題の共有」や、「それぞれの職種が垣根なく何でも話し合える場の醸成」を経て、「各自の知識技術の向上」が得られ、「施設全体のケアスキル向上につながる」という構図が見えてきます[3]。多様な専門職種による多角的な視点で観察した情報を持ち寄り、多職種で対策を検討することで、高齢者の経口摂取の質、さらに生活全体の質が向上し、またチームにおける悩みと成功体験の共有を繰り返すことで、より包括的で効果的な多職種の結びつきが得られます。

観察の要点は食事環境、姿勢、口腔機能、食形態、食具、本人の視線や食べ方など多岐にわたります。またそれらを観察し専門的な考察を加えて話し合うというプロセスは、かかわる専門職の学習効果にもつながり、施設全体の食事支援スキルの向上につながるといえます（図1）。医師や歯科医師、看護師、管理栄養士など「食」を支えるケアの知識がある専門職は、リーダー的役割や、アドバイザーとしての機能など、そのチームに応じた有機的な連携を求められています。重要なことは、有機的な連携がなされるには、チームで積み重ねた経験が必要であり、時間も重要な要素であると理解することです。あせらず、じっくり進めることが必要です[4]。

専門的な摂食嚥下機能評価とリハビリ

摂食嚥下機能評価には、医師の指示を受けた看護師が実施できるスクリーニング検査と、精密検査があります。検査は"どう工夫したら安全に経口摂取できるのか"を確認するた

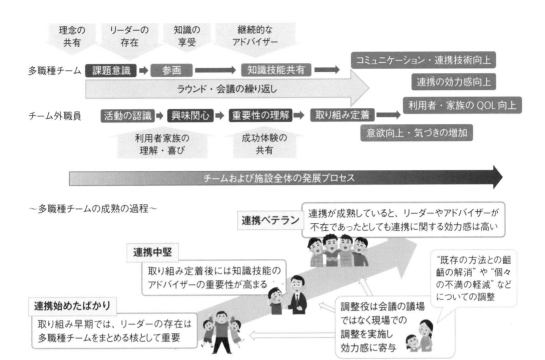

Part 1
Part 2
Part 3
Part 4
Part 5
Part 6
Part 7

~多職種チームの成熟の過程~

連携ベテラン
連携が成熟していると、リーダーやアドバイザーが不在であったとしても連携に関する効力感は高い

連携中堅
取り組み定着後には知識技能のアドバイザーの重要性が高まる

連携始めたばかり
取り組み早期では、リーダーの存在は多職種チームをまとめる核として重要

"既存の方法との齟齬の解消"や"個々の不満の軽減"などについての調整

調整役は会議の議場ではなく現場での調整を実施し効力感に寄与

図1｜多職種チームによるミールラウンドや会議を介したチームおよび施設全体への効果
（要介護高齢者の経口摂取支援のための歯科と栄養の連携を推進するための研究報告書.（主任研究者：枝広あや子）（平成29年度厚生労働省科学研究費補助金（長寿科学総合研究事業））より）

めのものです[5]。スクリーニング検査には水飲みテスト、改訂水飲みテスト、頸部聴診法、フードテスト等があり、専門の研修を行ってからスクリーニング検査を実施するのが原則です。嚥下反射の有無、反射が起こるスピード、口腔内での食物移送などについて評価し、安全に食べられる食形態を確認します。認知症の人に行う際は、たとえば退院／入所などの療養環境が変わるタイミングや本人の様子が変わったときに、適切な食形態を確認するとともに、精密検査の必要性を判断するために行います。

　嚥下精密検査は機械を使う検査で、嚥下造影検査（VF）、嚥下内視鏡検査（VE）が一般的です。摂食嚥下治療を専門とする医師・歯科医師が行います。検査法については本書では割愛しますが、数多くの成書がありますので参考にしてください。

　食べることにかかわる姿勢や動作の障害については**Q12、13、14**で示したとおりですが、リハビリテーションの専門職の参加もぜひ検討してください。ADLの回復は「食」だけでなく、すべての生活行為にかかわることであり、栄養、リハビリテーション、活動量は密接に関係しています。本人の望む生活を実現するためには、可逆性の要因を突き止め、その要因に対してリハビリテーションのアプローチができることがとても重要です[6]。

噛むことと「食」

　嚥下障害のない地域在住高齢者でも、咀嚼力が十分でないと栄養摂取量が低下します（図2）[7]。「噛めないこと」による「栄養障害」は、いずれ体全体の「筋肉量減少」を招き、

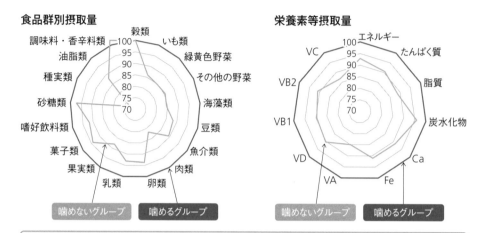

地域在住高齢者700名　性・年齢を調整
咀嚼力判定ガムによる判定　（1,2,3）⇒噛めない　（4,5）⇒噛める

食品群別摂取量

栄養素等摂取量

噛めないグループ　噛めるグループ

噛めないグループ　噛めるグループ

よく噛めるグループに比較して、噛めないグループは多くの栄養素、食品群別摂取量で低値を認めた。特に低値を認めたのは、食品群別摂取量：いも類、緑黄色野菜、その他の野菜、海藻類、肉類、種実類であり、栄養素：脂質、ビタミンA、ビタミンCであった。

図2│咀嚼機能が低下した人の栄養摂取

(Keiko Motokawa, Yurie Mikami, Maki Shirobe, et al. Relationship Between Chewing Ability and Nutritional Status in Japanese Older Adults: A Cross-Sectional Study. Int J. Environ. Res. PublicHealth 2021, 18（3）, 1216より)

サルコペニアやフレイル、つまり虚弱状態につながり、また全身的な筋肉量の低下が、咀嚼・嚥下のための口腔咽頭筋の機能低下を招きます。「噛めないこと」と「栄養障害」による廃用は、活動量の低下した認知症の人ではよりいっそう加速して起こります。

　「噛めない」可能性があるときは歯科の専門職に相談する必要がありますから、多職種チームに歯科衛生士・歯科医師がいるとスムーズです。義歯のトラブル（参照→Q23）は、可及的速やかに修理等を行い、義歯使用を継続する支援を行うほうが食事形態も維持しやすいですし、咀嚼や嚥下のための筋力も維持しやすいといえます。

　逆に、義歯が壊れたなどの理由で使用しなくなって、何年も経過してから咀嚼機能を回復しようとしても、義歯を使用しない間に咀嚼力低下（歯数の減少と廃用による筋力低下や栄養量低下による影響）が起きているので、以前の状態に戻すことは困難なケースがあります。さらに、認知症により適応能力が低下していますから、歯がないことに慣れてしまった口腔内に義歯を入れることが難しくなります。つまり、"義歯を使いこなすまでに多少我慢して練習しなければいけない"ということが理解困難であると、人工物を口の中に入れておく不快感が優先してしまい、せっかく新しく作った義歯でも使えないということがあります。

　歯や義歯のような「形態」の問題と、神経や筋肉の動きなど「機能」の問題は、車の両輪のようにどちらが欠けても近い将来の問題を招くことになります。したがって、認知症の人の口腔内トラブルは放置せず、見つけ次第、歯科につなぐことがとても重要です。

投薬の影響と「食」

認知症の人で、ある程度食べているのに体重減少を起こす場合があります。食形態を変化させた結果、エネルギー密度が減少し、総摂取エネルギー量が低下したというような、エネルギー摂取量低下が考えられます。代表例は摂食嚥下機能低下を含む口腔咽頭機能の障害ですが、消化・吸収・代謝の問題も大きく影響します。消化管における消化吸収率の低下は、食欲不振の原因になるばかりか、摂取した栄養が体に取り込まれないということが起こります。

薬剤の副作用で消化管蠕動運動が低下するケースもあります。結果として栄養摂取量の低下は全身のタンパク量低下を惹起しますし、栄養障害は除脂肪体重の減少を引き起こします。除脂肪体重は、脂肪以外の体重のことで、骨、筋肉、内臓、血液等の水分を指していますが、筋肉量や骨量が減ることは運動機能の低下、さらに活動量低下を示す指標になります。こうして筋肉組織の細小化、筋力低下、骨塩量低下等が引き起こされ、まさに栄養障害の負のスパイラルが起こります[8]。できるだけ早くに"食べられない"サインをキャッチし、多職種の情報を集め、生活全体のアセスメントを行い、短期目標と長期目標を明確にした経口摂取改善のプランに着手する必要があります。

薬剤は5剤以上を内服していると多剤併用（ポリファーマシー）といわれ、食欲低下につながりやすく、フレイルの悪化を引き起こします[9]。多剤併用による副作用で唾液量減少が起こり、食事摂取にも影響します[10]。薬剤に関しては医師、看護師、薬剤師の協力により適正化の可能性がありますから、多職種チームで検討する要点のひとつです。

生活支援と「食」

認知症の人の生活は環境の影響が大きいため、環境の改善や周囲の人の行動変容が必要なケースがあり、社会的な状況も加味したケアプランが求められます。また、長い間の習慣が影響しているケースでは、その人に合わせた無理のない提案が必要です。特に在宅療養のケースでは、家族の関係性や協力度合いも含め、社会経済状況が非常に重要な要素になるため、調整役になるケアマネジャーやキーパーソンも食支援チームに参加してもらえると、より充実した支援が行えます。

どんな食支援のエビデンスがあっても、エビデンスを押し付けるだけでは本人や家族、支援者にとって受け止めきれないことがあります。本人や家族の考え、それまでの家族の歴史を含めた想いを聞き取り、状況に合わせて無理のない計画を立てるためにも調整役が重要です。

適切な専門性をもつ職種がいないとき

「食」を支えるケアは高齢者の生活に密着している課題なので、地域や療養の場を問わずどこでも需要があります。課題を感じたとき、自分だけでは難しいな、と感じたときがチームビルドの始めどきです。もし周りに卓越した専門家がいなかったとしても、まずは

チームで学びと観察から始め、互いの知識を補い合いながら実践してみてください。どんなチームでも最初は他人ですから、焦らず、チームの取り組みに勧誘することを続けてください。同じような職種層が集まる会議の活用や、診療や地域の多職種研修会をきっかけに専門職と知り合うこともできます。諦めず、ゆっくりじっくり知識を蓄えながら進みましょう。

引用文献

1) 平原佐斗司：10.多職種連携（IPW）について．In：在宅医療テキスト．第3版．在宅医療助成勇美記念財団；2015．p.39.
2) Geriatrics Interdisciplinary Advisory Group: Interdisciplinary Care for Older Adults with Complex Needs: American Geriatrics Society Position Statement. Journal of the American Geriatrics Society. 2006; 54(5): 849-852.
3) 枝広あや子：4章 多職種連携の場面・効果：介護保険施設におけるミールラウンド（食事観察）：健康長寿のための口腔保健と栄養をむすぶエビデンスブック．In：深井穫博編著：医歯薬出版；2019．p.120-125.
4) 平成29年度厚生労働科学研究費補助金（長寿科学政策研究事業）「要介護高齢者の経口摂取支援のための歯科と栄養の連携を推進するための研究」研究班（主任研究者枝広あや子）編：多職種経口摂取支援チームマニュアル—経口維持加算に係る要介護高齢者の経口摂取支援にむけて—平成29年度版（Ver.1.2）．
〈https://www.tmghig.jp/research/release/2018/0806.html〉（2022.2.25確認）
5) Warnecke T, Dziewas R, Wirth R, et al.: Dysphagia from a neurogeriatric point of view: Pathogenesis, diagnosis and management. Z Gerontol Geriatr. 2019 Jul; 52(4): 330-335. doi: 10.1007/s00391-019-01563-x. Epub 2019 May 28.
6) Michael Inskip, Yorgi Mavros, Perminder Singh Sachdev, et al.: Interrupting the trajectory of frailty in dementia with Lewy bodies with anabolic exercise, dietary intervention and deprescribing of hazardous medications. BMJ Case Rep. 2020; Apr 26; 13(4): e231336. doi: 10.1136/bcr-2019-231336.
7) Keiko Motokawa, Yurie Mikami, Maki Shirobe, et al.: Relationship between Chewing Ability and Nutritional Status in Japanese Older Adults: A Cross-Sectional Study. Int. J. Environ. Res. Public Health. 2021; 18(3): 1216.
8) 雨海照祥：栄養−負のスパイラルと正のスパイラル．In：雨海照祥監修：高齢者の栄養スクリーニングツールMNAガイドブック CD-ROM付．医歯薬出版；2011．p.13.
9) Viviana Bonfiglio, Hiroyuki Umegaki, Masafumi Kuzuya: Potentially Inappropriate Medications and Polypharmacy: A Study of Older People with Mild Cognitive Impairment and Mild Dementia. J Alzheimers Dis. 2019; 71(3): 889-897.
10) Annamari Nihtilä, Eveliina Tuuliainen, Kaija Komulainen, et al.: The combined effect of individually tailored xerostomia and nutritional interventions on dry mouth among nutritionally compromised old home care clients. Gerodontology. 2019; Sep; 36(3): 244-250.

認知症の人の「食」を支えるケアとは

ナイチンゲールの『看護覚え書き』からのメッセージ

今から160年以上も前に、ナイチンゲールは、その著書である『看護覚え書き』の「Ⅵ 食事 (Taking Food)」[1] の冒頭で、次のように述べています。

「*食物がたくさんあるなかで、何千という患者が毎年飢えて衰弱しているのは、彼らが食べられるようにする単にその方法への留意が不足していることによる。*」(p.80)

非常に衝撃的な書き出しですが、重要なメッセージでもあります。すなわち、認知症の人が食べられるようにするための方法に関して、看護師の注意の向け方が不足している場合、食物が豊富にありながらも食べることができなくなる、と置き換えて考えることができます。それゆえに、私たちは「食」に対する豊かなとらえ方と認知症の人への理解を深め、注意深い観察から、本人の食べる力を活かした環境づくりを行い、認知症の人の食べる喜びを支えていく必要があります。

また、ナイチンゲールは次のようにも述べています。

「*病人は何か食べているとき、一人でいられるのならそのほうがよいことに議論の余地はない。そしてたとえ食べさせなければならないときでも、看護婦は病人が食べているときに、彼に話をさせたり、あるいは話しかけたりすべきではなく、特に食べ物の話をしてはならない。*」(p.84)

大家族で楽しい雰囲気で食生活を営んできた認知症の人の場合には、心地よく過ごすことができる小人数の仲間で食卓を囲むとき、モデリングや仲間との対話で食が進むことがあります。しかし、全般性注意障害があり、デュアルタスク（同時に2つの課題を行うこと）が困難になる認知症の人の場合には、まずは食事に専心して、楽しい会話は食事の前後に行うという、記憶に新しいコロナ禍での「黙食」が適した環境といえます。このため、認知症の人が摂食のリズムに乗ったら、看護師は視界に入らないようにすることが必要です。

食事の盛り付け方の工夫は、容易に実施が可能な支援の一つです。しかし、本人にとって食べきれない量の食事が配膳されることで、「もうたくさんです」という認知症の人は少なくありません。これに関してもナイチンゲールは、次のように述べています。

「*患者（中略）自身が一度に食べられる以上の量の食物を目にしたりその臭いをかぐべきではないし、（中略）この決まりを破ることは必ず食べる能力をかなり低下させる。*」(p.83)

これらは、食環境が真に認知症の人に適したものであるか否かを、「食」の基本に立ち返って見直すきっかけとなる、時代も国境も超越した貴重なメッセージであると考えます。

「食」を支えるケアを見出すコツ：食事場面の3つの観察点

　認知症の人の「食」を支えるケアを見出すコツは、食事場面を3つの観察点でアセスメントすることです（図）。忙しい場合であっても、せめて食べ始めの5分間だけは観察してください。

　まず「摂食開始困難」の有無を見て、食べ始められない場合には、なぜなのかをアセスメントし、食べ始められる環境を整えます。

　仮に食べ始められたとしても、前頭側頭型認知症の人のように、窒息するくらいに口中に食べ物を流し込むような食べ方や、ボロボロこぼすような「食べ方の乱れ」がある場合には、食具や姿勢などの調整が必要となります。

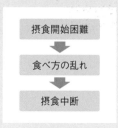

図｜認知症の人の摂食困難のアセスメント

　食べ続けるようになれば観察は終了しますが、摂食が途中で止まる「摂食中断」がある場合には、中断直前の様子と環境を観察します。注意障害がある認知症の人では、視線の先に刺激となるような突発的な人の動きや物音などが特定されることがあります。このような場合には、環境内の刺激を除去する調整を行います。

　また、認知症の人の食べる力を可及的多く引き出すためには、食事前に本人にとっての望ましい体内・体外環境を整えることが必要となります。なかでも姿勢は重要なポイントです。座位保持が難しい場合には、安定した座面と背部にU字クッションを挿入するなどして、食事の終了まで姿勢を保持できるように工夫しましょう。

認知症の人の豊かな「食」を支える多職種協働

　食生活は、非常に個別性かつ多様性がある豊かな暮らしの営みです。ケア提供者側には「食」を見る豊かな視点が求められるため、多職種協働による多面的なアセスメントが不可欠となります。たとえば、血管性認知症の人の食事姿勢が崩れている場面を見たとき、看護師は片麻痺によって麻痺側に崩れているとアセスメントするかもしれません。一方、歯科医師は上下顎の不適正な咬合（かみ合わせの悪さ）が姿勢の崩れにつながり歯科治療が必要と考えるかもしれません。多職種協働によって、「食」を支える新たなケアに気づくことがあります。結果として、個々の認知症の人に適した最善のケアを見出すことにつながります。看護チームだけで考えるのではなく、他職種への相談や多職種によるケアカンファレンスの開催など、多職種協働をぜひとも実践してみてください。そのことが新たなケアを拓き、認知症の人の食を豊かにすることにつながります。

引用文献

1）フロレンス・ナイティンゲール著，小玉香津子・尾田葉子訳：看護覚え書き．日本看護協会出版会；2004．p.80-87.

Part **4**

認知症の人の
「食」を支える栄養ケア

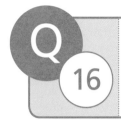

Q16 認知症の人の栄養状態に関する評価や対策について、知っておくべきことは何ですか？

Answer 認知症の人はさまざまな要因で食事摂取量が低下するため、低栄養状態に陥ることが少なくありません。低栄養状態が長期化すると、サルコペニア（加齢や他の要因で生じる筋肉量減少や筋力低下）やフレイル（虚弱）へとつながるため、まずは栄養状態の評価が大切です。ここでは、血液生化学検査以外の身長や体重などを用いた基本的な評価方法に加えて、脱水と浮腫の簡便な評価や対策などについて述べます。

身長と体重を用いた栄養状態の評価

❶身長と体重が計測できない場合

栄養状態を評価するうえで基本となる項目は身長と体重です。しかし、身体の硬縮など

予測身長
　男性：64.02＋（膝高×2.12）－（年齢 ×0.07）
　女性：77.88＋（膝高×1.77）－（年齢 ×0.10）

予測体重
　男性：（1.01× 膝高）＋（AC×2.03）＋（TSF×0.46）＋（年齢 ×0.01）－49.37
　女性：（1.24× 膝高）＋（AC×1.21）＋（TSF×0.33）＋（年齢 ×0.07）－44.43

※AC（arm circumference）：上腕周囲長
※TSF（triceps skinfold）：上腕三頭筋皮脂厚

膝高の計測方法	AC と TSF の計測方法

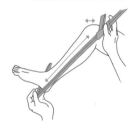
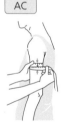
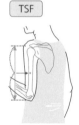
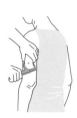

①移動ブレードを、測定する脚の大腿前部の膝蓋骨から約 5 cm 上がったところに固定する
②膝高計のシャフトが頸骨と平行になり、かつ外くるぶしを通ることを確認する
※膝を直角に曲げた状態で、踵部足底から膝蓋骨大腿前面までを計測する（cm）

※利き手でない上腕で測定する

図1｜推定式による身長と体重の求め方

（宮澤靖，近森正幸，内山里美，ほか：Knee-Height 法の方法と問題点．臨床栄養．2005；107（4）：411-416 および日本栄養アセスメント研究会 身体計測基準値検討委員会：日本人の新身体計測基準値 JARD2001．栄養評価と治療．2002；19（suppl.）：1-81 等を参考に作成）

がある場合は立位保持が難しく、計測できないことも
あると思います。そのような際は、膝高、AC、TSF
などを計測し、身長や体重を予測して算出することが
可能です（図1）[1,2]。

❷ BMIを用いた評価

　身長と体重から算出するBMI（Body Mass Index）は、
最も簡便に栄養状態を評価する方法の一つです（表1）。一般的に、BMI $18.5\,kg/m^2$未満
がるいそう、$25.0\,kg/m^2$以上が肥満と判定されますが、高齢者では$22.5\sim27.4\,kg/m^2$が最
も死亡率が低かったとの報告もあります。これまでの体重変化なども踏まえた柔軟な評価
が必要です。

表1｜BMIの算出方法と評価

BMI (kg/m^2)＝体重(kg)÷〔身長(m)〕^{2}	
18.5未満	るいそう
18.5〜25.0	標準体重
25.0以上	肥満

MNA®-SFを用いた栄養状態の評価

　MNA®-SF（Mini Nutritional Assessment-Short Form）
とは、過去3カ月間の食
事摂取量や体重減少、自
力歩行の可否、ストレス
や急性疾患の有無、神
経・精神的問題の有無、
およびBMIなど6つの質
問項目から構成される、
高齢者の栄養状態を簡便
に評価できるアセスメン
トシートです（表2）[3]。

Ref. Vellas B, Villars H, Abellan G, et al. Overview of the MNA® - Its History and Challenges. J Nutr Health Aging 2006；10：456-465.
Rubenstein LZ, Harker JO, Salva A, Guigoz Y, Vellas B. Screening for Undernutrition in Geriatric Practice：Developing the Short-Form Mini Nutritional Assessment（MNA-SF）. J. Geront 2001；56A：M366-377.
Guigoz Y. The Mini-Nutritional Assessment（MNA®）Review of the Literature - What does it tell us? J Nutr Health Aging 2006；10：466-487.
Kaiser MJ, Bauer JM, Ramsch C, et al. Validation of the Mini Nutritional Assessment Short-Form（MNA®-SF）：A practical tool for identification of nutritional status. J Nutr Health Aging 2009；13：782-788.
® Société des Produits Nestlé SA, Trademark Owners.
© Société des Produits Nestlé SA 1994, Revision 2009.
さらに詳しい情報をお知りになりたい方は、www.mna-elderly.com にアクセスしてください。

表2｜簡易栄養状態評価表（MNA®-SF）

Nestlé NutritionInstitute

氏名：

性別：　　年齢：　　体重：　　kg　身長：　　cm　調査日：

下の□欄に適切な数値を記入し、それらを加算してスクリーニング値を算出する。

スクリーニング

A　過去3ヶ月間で食欲不振、消化器系の問題、そしゃく・嚥下困難などで食事量が減少しましたか？
0＝著しい食事量の減少
1＝中等度の食事量の減少
2＝食事量の減少なし

B　過去3ヶ月間で体重の減少がありましたか？
0＝3kg以上の減少
1＝わからない
2＝1〜3kgの減少
3＝体重減少なし

C　自力で歩けますか？
0＝寝たきりまたは車椅子を常時使用
1＝ベッドや車椅子を離れられるが、歩いて外出はできない
2＝自由に歩いて外出できる

D　過去3ヶ月間で精神的ストレスや急性疾患を経験しましたか？
0＝はい
2＝いいえ

E　神経・精神的問題の有無
0＝強度認知症またはうつ状態
1＝中程度の認知症
2＝精神的問題なし

F1　BMI体重(kg)÷〔身長(m)〕^{2}　□
0＝BMIが19未満
1＝BMIが19以上、21未満
2＝BMIが21以上、23未満
3＝BMIが23以上

BMIが測定できない方は、F1の代わりにF2に回答してください。
BMIが測定できる方は、F1のみに回答し、F2には記入しないでください。

F2　ふくらはぎの周囲長（cm）：CC
0＝31cm未満
3＝31cm以上

スクリーニング値
（最大：14ポイント）

12-14ポイント：□　栄養状態良好
8-11ポイント：□　低栄養のおそれあり（At risk）
0-7ポイント：□　低栄養

身長や体重の計測が困難でBMIが算出できない場合、ふくらはぎの周囲長（CC）で代用可能な点が特徴の一つです。結果は、「12～14ポイント：栄養状態良好」「8～11ポイント：低栄養のおそれあり」「0～7ポイント：低栄養」と非常にわかりやすいため、栄養に関する専門的知識があまりなくても、悩むことなく栄養状態を評価することが可能です。また、評価後の介入目安は以下のとおりです[4]。

❶ MNA®-SFの評価結果を踏まえた栄養介入の目安

1) 栄養状態良好：年に1～4回体重を計測し、体重減少がないかモニタリングする

2) 低栄養のおそれあり：［体重減少がない場合］頻回な体重計測とともに3カ月に1回程度MNA®-SFを用いてモニタリングを継続する／［体重減少がある場合］食事内容の改善、400kcal/日程度の経口補助食品などの摂取が必要となる。食事摂取量評価、身体計測、血清アルブミン値など詳細な栄養アセスメントを行う

3) 低栄養：食事摂取量評価、身体計測、血清アルブミン値など詳細な栄養アセスメントに加えて、食事内容の改善、400～600kcal/日程度の経口補助食品の摂取など、さらに強化した対策を行う

❷ CCとサルコペニア

　MNA®-SFではBMIの代わりにCCを用いる場合もありますが、CCでサルコペニアを簡易的に評価する方法も紹介されています。サルコペニアは放置するとフレイルへとつながるため予防が不可欠

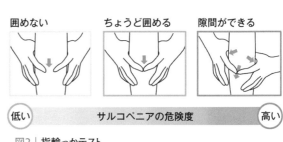

図2 | 指輪っかテスト

です。本人の両手の親指と人差し指でふくらはぎの一番太い部分を囲み、指とふくらはぎの間に隙間がなければサルコペニアの可能性が低く、隙間ができればサルコペニアの可能性が高いと評価します。道具がなくても簡便に評価できるので、誰でも実施可能です（図2）[5]。

脱水の評価と対応

　筋肉には水分が多く含まれており、筋肉量が減少すると体内の水分含有量は減少します。体内の水分量は小児：70～80％、成人：60％、高齢者：50％程度といわれ、加齢とともに減少します。したがって、認知症の人では加齢による筋肉量減少の影響も考慮し、低栄養のみならず脱水にも注意しなければなりません。脱水症のサインとして、ツルゴールの低下、血圧低下、脈拍の増加、体温の上昇、手足の末梢冷感、尿の色が濃いなどが挙げられます[6]。特に、認知症の人は口喝感が低下している場合もあるので、水分摂取量に注意します。水分摂取量の目安は、一般的にはエネルギー必要量と同程度といわれています。食事中に含まれる水分なども含めておおむね体重当たり30～35mL/kg/日を目安にしましょう。ただし、心疾患や腎疾患など、合併している疾患によって水分摂取量が制限されている場合もありますので、必要に応じて医師への確認が必要です。

浮腫の評価と対応

浮腫の原因は、疾患や低アルブミン血症などさまざま考えられますが、ここでは栄養に関連した対策を中心に解説します。

❶減塩の工夫

腎疾患や心疾患など疾患に関連した浮腫の場合、減塩を中心とした栄養管理が必要になるため過剰な塩分摂取は控えなければなりません。減塩は日々の食事管理が基本となるため、塩分が多く含まれている食品について正しく理解しておく必要があります。

表3に調味料以外の食品中の塩分含有量をまとめました[7]。たとえば、かまぼこなどの水産練り製品、肉類を加工して作るハムやウインナー類、乳製品を加工して作るチーズ類などにも塩分は比較的多く含まれています。また、一人暮らしの高齢者などで、ご飯を炊く手間が省けることから食パンなどを摂取している人が少なくありませんが、パンにも比較的多くの食塩が含まれています。麺類についても同様で、うどんなどは麺そのものにも塩分が含まれています。スープを残したり、塩分が含まれていない蕎麦に変えたりすることが減塩の工夫といえるでしょう。

表3 | 調味料以外の食品中の塩分含有量

食パン 1枚（6枚切り）	0.7g
茹うどん 1玉（200g）	0.6g
たくあん 2切（12g）	0.4g
ボンレスハム 1枚（10g）	0.3g
ウインナー 1本（20g）	0.4g
プロセスチーズ 1個（15g）	0.4g
かまぼこ 1切れ（10g）	0.3g

（文部科学省科学技術・学術審議会資源調査分科会：日本食品標準成分表2020年版（八訂）. 2020より）

❷低アルブミン血症の対応

高齢者ではさまざまな要因でタンパク質の摂取量が減少するため、低アルブミン血症などに陥りやすいといわれています。アルブミンは体内の浸透圧を調節する役割があるため、低下すると浮腫を引き起こす場合があり、改善には不足しているタンパク質の摂取量を増やす工夫などが必要です（参照→Q18）。ただし、腎疾患や肝疾患などではタンパク質の摂取量が制限されている場合もありますので、そのようなときには脱水の対応同様、医師の指示を確認しましょう。

引用文献

1) 宮澤靖, 近森正幸, 内山里美, ほか：Knee-Height 法の方法と問題点. 臨床栄養. 2005；107（4）：411-416.
2) 日本栄養アセスメント研究会 身体計測基準値検討委員会：日本人の新身体計測基準値JARD2001. 栄養評価と治療. 2002；19（suppl.）：1-81.
3) 簡易栄養状態評価表. Mini Nutritional Assessment-Short Form. 〈https://www.mna-elderly.com/forms/mini/mna_mini_japanese.pdf〉（2022.3.1確認）
4) 吉田貞夫：MNA®スコア別栄養ケア. In：雨宮照祥監修：高齢者の栄養スクリーニングツールMNAガイドブック. 医歯薬出版；2011. p.103-107.
5) 東京大学高齢社会総合研究機構：口腔機能・栄養・運動・社会参加を総合化した複合型健康増進プログラムを用いての新たな健康づくり市民サポーター養成研修マニュアルの考案と検証（地域サロンを活用したモデル構築）を目的とした研究事業報告書：平成27年度老人保健健康増進事業等補助金老人保健健康増進事業（主任研究者：飯島勝矢）. 東京大学高齢社会総合研究機構；2016. p.77.
6) 谷口英喜：すぐに役立つ傾向補水療法ハンドブック：脱水症状を改善する「飲む点滴」の活用法. 日本医療企画；2010. p.45.
7) 文部科学省科学技術・学術審議会資源調査分科会：日本食品標準成分表2020年版（八訂）. 2020.

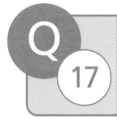

Q17 認知症の人に必要なエネルギー量はどのくらいですか？

Answer　必要エネルギー量は、年齢、身長、体重、活動状況およびストレスなど、個々の生活状況で大きく異なります。特に認知症の人では、認知症の行動・心理症状（BPSD）である不安や歩き回ることなどで、エネルギー消費量が予想以上に亢進している可能性もありますので、提供されている食事をすべて摂取しているから安心というわけではありません。体重などの変化をモニタリングしながら、状況に応じた必要エネルギー量を推計することが大切です。

エネルギー出納バランスの考え方

　表1に、エネルギー出納バランスの基本的な考え方について示しました。

表1　疾患などがない認知症の人のエネルギー出納バランスの考え方

エネルギー消費量＜エネルギー摂取量（食事など）	体重増加
エネルギー消費量＞エネルギー摂取量（食事など）	体重減少
エネルギー消費量＝エネルギー摂取量（食事など）	体重維持

　体重が増加している場合は、エネルギー消費量に対してエネルギー摂取量（食事や間食、輸液、経腸栄養剤など）が上回っていると考えられます。その際にはエネルギー摂取量を抑える、もしくは可能であれば運動などを取り入れてエネルギー消費量を増やすなどといった対応が必要となります。

　逆に、体重が減少している場合は、エネルギー消費量に対してエネルギー摂取量が減少している、もしくは疾患やストレス、活動量増加などによってエネルギー消費量が亢進していることが考えられます。要因を明らかにするとともに、エネルギー摂取量を増やすなどの対策が必要となります。

必要エネルギー量の算出方法

❶認知症の人の安静時エネルギー消費量（resting energy expenditure；REE）

　必要エネルギー量の算出方法については、安定同位体を用いて測定する二重標識水法、直接熱量測定法、間接熱量測定法、または身長、体重および年齢などから基礎エネルギー消費量（basal energy expenditure；BEE）を算出する方法（Harris-Benedictの式などが有名）などさまざまあります。

　ここでは、佐藤らが開発した認知症高齢者のREEを算出するための推計式を紹介します（表2）[1]。軽症・中等度、重度の判定基準については文献1）をご参照ください。身長・体重・年齢に加えて、上腕周囲長も項目にありますので、身体計測の技術が必要とな

ります（参照→Q16）。文献1）では、
算出されたREEを1.1で除してBEE
を求め、活動係数とストレス係数[2]
を乗じることで、必要なエネルギー
量を推定できるとしています。

一般的に活動係数は安静時1.0〜
歩行可能1.3、そして、ストレス係
数は手術や褥瘡、発熱などの有無で
それぞれ異なりますが1.0〜1.8程度

Part 1
Part 2
Part 3
Part 4
Part 5
Part 6
Part 7

表2｜認知症高齢者の安静時エネルギー消費量推計式

〈軽症・中等度〉
9.039×体重（kg）＋6.256×身長（cm）−5.500×年齢（歳）
＋9.349×上腕周囲長（cm）＋62.700×性別（男性＝1，女性
＝0）−162.527

〈重症〉
11.964×体重（kg）＋7.003×身長（cm）−4.031×年齢（歳）
＋60.152×性別（男性＝1，女性＝0）−306.263

（佐藤香苗，鈴木みずえ，山内太郎：認知症高齢者の安静時エネルギー消費量〜認知機能別の比較と推定〜．日本生理人類学会誌．2019；24(4)：149-158より）

の幅で用いられています。算出の目安として、筆者の場合、たとえば発熱などが無く歩き
回ることが多い認知症の人の場合は、活動係数1.3〜1.4、ストレス係数1.0〜1.1、発熱
（37℃程度）がありベッド上で安静にしている場合は、活動係数1.0〜1.2、ストレス係数
1.1〜1.2程度としています。

算出式は少し複雑ですが、計算機を用いたり、自動的に計算されるようにパソコンに算
出式を入力しておいたりすると便利でしょう。

❷簡易的な必要エネルギー量の算出式

必要エネルギー量の簡易的な算出方法として、体重(kg)×25〜30 kcal/kg/日を目安にす
ることが多いと思われます。しかし、これは入院中の活動量があまり多くない患者を想定
している場合が多いようです。認知症の人では、認知症の行動・心理症状（BPSD）である
歩き回ることなどの影響で活動量が増加している場合もありますし、不安などでストレス
が増加している場合もあります。また、日本人の食事摂取基準（2020年版）では、身体活
動レベルによって幅はありますが、推定エネルギー必要量の目安として、高齢者でも30
〜40 kcal/kg/日程度は必要と報告されています[3]。

したがって、認知症の人を含めて「高齢者は活動量が少ないから必要となるエネルギー
量は少ないだろう」と安易に判断することは非常に危険です。いずれの算出方法を用いた
としても、エネルギー出納バランスの基本的な考え方を踏まえて体重などを参照し、継続
的に栄養状態をモニタリングすることが最も大切です。

引用文献

1) 佐藤香苗，鈴木みずえ，山内太郎：認知症高齢者の安静時エネルギー消費量〜認知機能別の比較と推定〜．日本生理
人類学会誌．2019；24(4)：149-158.
〈https://doi.org/10.20718/jjpa.24.4_149〉
2) 宮澤靖：各種病態におけるエネルギー、基礎代謝の特徴と、至適エネルギー投与量（高齢者および長期臥床患者）.
静脈経腸栄養．2009；24(5)：1065-1070.
3) 伊藤貞嘉，佐々木敏監修：日本人の食事摂取基準（2020年版）：厚生労働省「日本人の食事摂取基準」策定検討会報
告書．第一出版；2020．p.67-105.

Q18 認知症の人の栄養バランスが崩れたときに工夫できることはありますか？

Answer 認知症の人は、特定の食材や料理しか食べなかったり、食べたとしても摂取量にムラがあったりするため、栄養バランスが崩れていることが少なくありません。栄養バランスの状態を判断するためには、摂取している食事内容を本人や家族、あるいは介助者などからうまく聞き出すことが不可欠です。得た情報から食事摂取量を評価し、どのような栄養素に過不足が生じているのか判断し、食事を工夫することが大切です。

食事の内容や摂取状況を聞くときのポイントは？

❶家族や介助者に確認する場合

　前日の食事の内容や摂取量などを急に尋ねられて、すぐに思い出せないという経験は皆さんにもあると思います。認知症の人の家族や介助者へ食事に関する情報を尋ねる際には、あらかじめ本人が摂取した食事や間食についてメモなどで残してもらうとよいでしょう。

　施設に入所している場合は献立表があると思いますので、別に1枚準備してもらい、献立表に書いてある料理名の横などに、「ご飯：1/2、みそ汁：1/3、ほうれん草のお浸し：全量摂取、納豆：未摂取」などと記入してもらうと摂取量が把握しやすくなります。施設によっては、献立表にエネルギーやタンパク質など栄養価が表示されていますので、摂取量を記入した献立表から簡易的に栄養バランスが評価できます。また、献立表がないときは、食事の摂取前後（食べる前と食べ残した状態）で写真を撮ってもらう方法も有効です。こうすることで摂取前後の比較ができるため、何を食べて何を食べ残したか一目瞭然になります（図1）。

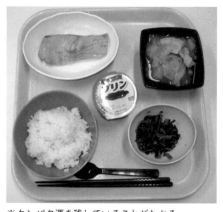
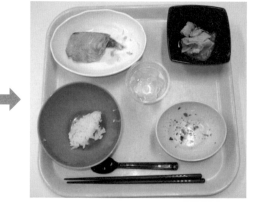

※タンパク源を残していることがわかる

図1│食事前の状態と食べ残した状態の比較

❷本人に確認する場合

　在宅療養中の認知症の人に対して、「きちんとご飯を食べていますか?」などと質問すると、「きちんと食べていますよ」と笑顔で返答されることがほとんどです。もちろん栄養バランスよく食事を摂取していれば何も問題ありません。しかし、摂取内容について掘り下げて質問すると、摂取しているのは「パン、お粥、うどん、ご飯」など主食となる炭水化物ばかりで、主菜や副菜などはあまり摂取していないことが少なくありません。主菜や副菜には、タンパク質、脂質、ビタミン、ミネラルなど、大切な栄養素がたくさん含まれていますので、主食以外にもどのような食品や料理を摂取しているのか、起床から就寝まで時系列に沿って少しずつ質問していきましょう。

　それでも摂取した食事内容が思い出せないときには、同意を得て冷蔵庫の中を覗いてみることも大切です。冷蔵庫内の食材や料理などの保管状況から、大雑把ではありますが食生活を推測することはできます。その他、レシートなどが保管されていれば、購入した食材からも食事摂取状況を推測することができます。

食事内容から、摂取したエネルギーやタンパク質の量を算出してみよう

　摂取している食事の内容や量が把握できたら、栄養価を計算してみましょう。摂取頻度が比較的高いと思われる一部の食品について、エネルギー量とタンパク質量の目安を示しました（表1）[1]。なお、その他の食品や成分値などは、日本食品成分表などを参照するか、管理栄養士・栄養士などへご相談ください。

　このように、食事内容から摂取したエネルギー量やタンパク質量を算出して、必要量が充足されているのか評価することが大切です。

表1 | 食品中に含まれるエネルギー量とタンパク質量の目安

食品名	エネルギー (kcal)	タンパク質 (g)
ご飯 茶碗軽く1杯（100g）	156	2.5
食パン 1枚（6枚切り）	149	5.3
茹うどん 1玉（200g）	190	5.2
納豆 1パック（40g）	76	6.6
絹ごし豆腐 1/3丁（130g）	73	6.9
牛乳 コップ1杯（200cc）	122	6.6
鶏卵（1個）Mサイズ	71	6.1
タラ 1切れ（100g）生	72	17.6
カレイ 1切れ（100g）生	89	19.6
サバ 1切れ（100g）生	211	20.6
サンマ 1尾（100g）生	287	18.1
牛もも肉（100g）生	312	16.4
豚もも肉（100g）生	211	19.5
鶏もも肉（100g）生	190	16.6

（文部科学省：日本食品標準成分表2020年版（八訂）より）

エネルギー量が不足しているとき

　エネルギー量が不足しているときは、炭水化物や脂質などを増やしてエネルギーを補給する必要があります。しかし、ご飯やパンなどといった炭水化物ばかり増やすと、タンパク質を多く含む主菜などが食べられなくなることもあるので、エネルギー効率の高い脂質をうまく摂取することが大切です。

　表1に示すとおり、魚を例に比較すると、脂の少ないタラやカレイを使用するよりは、サバやサンマなど脂が多い魚を使用したほうが、多くのエネルギーを摂取できます。なお、

タラやカレイを使用する場合でも、油で揚げてフライにすることで多くのエネルギー摂取が可能となります。

また、近年ではサラダにノンオイルドレッシングを使用することが増えていますが、オイル入りのドレッシングへの変更、もしくはマヨネーズなどを上手に使用することで効率よくエネルギーが摂取できます。その他のエネルギーアップ方法については、表2のエネルギー量を上げるための工夫をご参照ください。同じパンを食べるとしても、食パンからクロワッサンへ変えることでエネルギーアップが図れます。

中鎖脂肪酸（MCT）の活用

近年では、消化・吸収が早くエネルギー効率も良好な中鎖脂肪酸（medium chain triglyceride；MCT）の活用などが注目されています。MCTはオイルタイプだけでなく粉末タイプでも販売されていて、味やにおいにもクセがありません。洋風料理のみならず、お粥、味噌汁、納豆などさまざまな和食に混ぜて使用することも可能です。近年、MCTを販売するスーパーも増えていますので、エネルギーを補給したいときなどは手軽に活用してみましょう（図2）。

表2 | エネルギー量を上げるための工夫

カロリーの低い食品	カロリーの高い食品
かけうどん	てんぷらうどん
食パン	クロワッサン
粉ふきいも	フライドポテト
野菜のお浸し	野菜のマヨネーズ和え
ノンオイルツナ缶	オイル入りツナ缶
ノンフライめん	油揚げめん
せんべい	ポテトチップス
アイスキャンデー	アイスクリーム
和菓子	ケーキ類

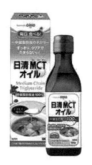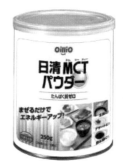

図2 | MCTオイルとMCTパウダー
（写真提供：日清オイリオグループ株式会社）

タンパク質が不足しているとき

タンパク質は筋肉を作るために不可欠な栄養素であり、不足すると低栄養のみならず筋肉量や筋力が低下するサルコペニアの大きな要因となります。

タンパク質が多く含まれる食品は、魚介類、肉類、大豆製品、乳製品そして鶏卵などですが、これらの中でも消化吸収率が良好なのは肉類や鶏卵です。特に鶏卵は、消化吸収率が97％とタンパク食品の中で最も高く、さまざまな料理に組み合わせることが可能で、値段も1パック当たり100〜200円と安価に購入できます。鶏卵の摂取で高齢者の血清アルブミン値が増加したとの報告もありますので[2]、1日1〜3個の摂取で不足したタンパク質を効率よく補うことも必要です。

また、近年ではお粥や料理に混ぜることで

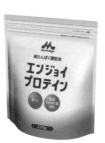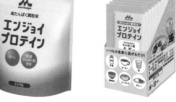

図3 | プロテインパウダー
（写真提供：株式会社クリニコ）

手軽にタンパク質が摂取できるプロテインパウダー（図3）なども市販されていますので、お粥しか食べない、食事量が増やせないといった場合はこのような製品を活用することも有効です。

その他の栄養素

食事摂取量が低下している認知症の人に、野菜や果物などをたっぷり摂取してビタミンを補給してほしいと思っても、なかなか食べてもらえないことはよくあります。このような場合、ビタミンやミネラルなどが多く含まれている栄養補助食品（図4）なども活用しましょう。現在は、

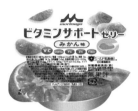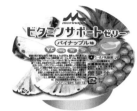

図4｜栄養補助食品（ゼリー）

（写真提供：株式会社クリニコ）

さまざまな栄養補助食品がオンラインショップから購入可能です。管理栄養士などのアドバイスを受けて効果的に活用しましょう。

引用文献

1) 文部科学省科学技術・学術審議会資源調査分科会：日本食品標準成分表2020年版（八訂）．2020.
2) 田中光, 丹藤雄介, 松川昌勝, 他：鶏卵摂取により高齢者の血清アルブミン値を改善させる試み．消化と吸収．2008；31（1）：70-75.

Part 1
Part 2
Part 3
Part 4
Part 5
Part 6
Part 7

Q19 認知症の人が家族と同じものを食べられるような簡単な工夫はありますか？

Answer　認知症の人は、摂食嚥下機能が低下していて、同居している家族と同じ食事内容では、思うように噛んだり飲み込んだりすることができない場合があります。だからといって別の食事を1日3回準備するのは、家族の大きな負担になってしまいます。同じ食材やメニューでも、調理方法を少し変更することで、噛みやすくなったり飲み込みやすくなったりします。ここでは、在宅療養を想定して、家庭でもできるちょっとした料理の工夫をお伝えします。

✳ 少しの工夫で食べやすく

❶ご飯の工夫

「ご飯は食べづらいけれど、お粥は食べたくない……」という訴えを聞くことがよくあります。そんなときは、ご飯とお粥の中間である「やわらかご飯」にしてはいかがでしょうか。作り方は、炊いたご飯100 gに水100 ccを加えて、ラップをしたら600 Wの電子レンジで3分加熱し、粗熱が取れるまで、そのまま10〜20分程度置いておくだけです（途中で1度かき混ぜます）。人によって好みのかたさがありますので、加える水の量や加熱時間で調節するとよいでしょう。まとめて作って冷凍保存も可能です。

❷お粥の工夫

認知症の人はいつも白いお粥ばかり……そんなことはありませんか？　お粥を調理する際に、中華ダシと刻んだ万能葱を加えて中華風、インスタントのコンソメスープやオニオンスープと溶けるチーズを加えて洋風など、ちょっとした工夫で味のバリエーションは一気に広がります。また、濃いめのかつお出汁を醤油などで味付けし、水溶き片栗粉でとろみをつけてお粥にかけても絶品です。お粥は病気の人が食べるものというイメージがありますが、たまには家族みんなでお粥を楽しむこともおすすめします。

そのほか、認知症の人では食べている途中でお粥が水っぽくなり、むせ込んでしまうというトラブルもよく聞きます。これはお粥のでんぷんと唾液のアミラーゼが混ざることで、でんぷんが分解されて起こる現象です。このような現象を防ぐ酵素も販売されています（図1）。この酵素を使用

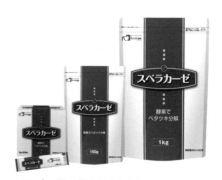

図1｜**お粥の離水を防ぐ酵素**
（写真提供：株式会社フードケア）

することで、ミキサー粥を温かいままプリン状に保つこともできます。詳しくは各メーカーのホームページをご参照ください。

❸主菜や副菜の工夫

魚は煮たり蒸したりすることで比較的やわらかく料理することができます。特に、タラやカレイなどの白身魚は焼いてもかたくなりにくいので、認知症の人でも家族と同じメニューで対応しやすいと思います。

一方、肉類は料理するとかたくなることが多く、摂食嚥下機能が低下した認知症の人には敬遠されがちで

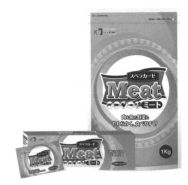

図2｜食材をやわらかくする酵素
（写真提供：株式会社フードケア）

すが、肉類は消化吸収率が非常に良好なので、積極的に摂取してほしいところです。一般的に、肉類をやわらかく食べるためには、圧力鍋で料理したり、長時間煮込んだり、そして時にはひき肉を利用して……などといった工夫が多いと思います。しかし、煮込み料理やひき肉料理ばかりだと飽きてしまうのが通例です。

肉類についても酵素の力を利用して簡単にやわらかくすることが可能です（図2）。魚介類や野菜などもやわらかくすることができますので、詳しくは各メーカーのホームページでご確認ください。

簡単お手軽な肉料理の工夫については**コラム2**をご参照ください。

市販の介護食も上手に活用しよう

ここまで、家庭でできる工夫について紹介しましたが、認知症の人と生活をともにしながら、食事を手作りだけで提供することはとても大変です。時には手を抜き、市販の介護食などもうまく活用していきましょう（参照→Q20）。

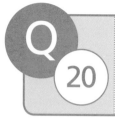

スーパーやコンビニの惣菜、介護食などを上手に活用するポイントはありますか？

Answer 近年、スーパーやコンビニでは、さまざまな惣菜や手軽に利用できる冷凍食品、缶詰、さらには介護食なども幅広く販売されています。認知症の人と暮らす家族は、手作り料理もよいですが、調理の時間がないとき、介護に疲れたときなどは、それらをうまく活用することも大切です。認知症の人の介護は長期にわたる場合が少なくありませんので、時には楽をして料理の手を抜くことも長く続けるコツだと思います。

市販の惣菜などを上手に活用しよう

❶スーパーの惣菜

　スーパーにはさまざまな惣菜が売られていますが、比較的多いのは唐揚げやとんかつなどといった揚げ物ではないでしょうか。揚げ物は、健常者では香ばしくサクサクした衣をおいしく感じますが、摂食嚥下機能が低下した認知症の人では食べづらく感じる場合もあります。食べやすくするコツとしては、肉の惣菜は冷めると脂が固まり食べづらくなるので、食べる前に必ず温め直すことです。また、衣がパサパサして食べづらいという場合は、丼物のように汁で煮込んで提供します。煮汁でむせる場合は水溶き片栗粉などでとろみをつけましょう。ただし、水溶き片栗粉は冷えると粘度も変化するので、その際は市販の増粘剤などの利用をおすすめします。

❷コンビニの惣菜

　近年、コンビニでもさまざまな種類の惣菜が販売されています。コンビニの惣菜は一人前ずつ真空パックに入っていますので、この特徴を活かさない手はありません。たとえば、ハンバーグはおいしいソースも一緒にパックされています。そのまま食べられる人はそれで構いませんが、ペースト食でなければ食べられないという場合、パックごとハンバーグを手で潰してから温めると、簡便なペースト食が完成します（「嚥下調整食分類2021」[1]の嚥下調整食2-2～3程度）。さらにこれを、やわらかく煮たスパゲティやマカロニなどにからめると、ミートソースパスタに早変わりします。本来、ペースト食は調理した食事をミキサーでなめらかにする必要がありますが、この方法であれば調理器具も使わず簡単な調理が可能です。

❸お手軽な缶詰の活用

　安く売られていたサバの水煮缶を購入したら、パサパサして食べづらかった……という経験はありませんか。そんな缶詰もひと手間加えるだけでおいしい一品に早変わりしますので、**コラム2**でレシピをご紹介します。魚の水煮缶などは、タンパク質も豊富で骨までやわらかいため介護食に向いています。介護食はタンパク質量が少ない場合もあるので、

このような常備菜を冷蔵庫で保管しておくと、手軽にタンパク質が摂取できます。

市販されている介護食と分類表示

　介護食の分類表示方法は、日本摂食嚥下リハビリテーション学会が示す、「嚥下調整食分類2021」のほか、「嚥下食ピラミッド」「特別用途食品」「ユニバーサルデザインフード」「スマイルケア食」などがありますが、分類表示方法が協会や学会で異なります。図には株式会社ヘルシーネットワーク[2]で作成した日本摂食嚥下リハビリテーション学会嚥下調整食分類2021と他介護食分類の対応を示しました。なお、ヘルシーネットワークのホームページを通じて、治療食・介護食などが家庭でも手軽に購入できます。

　その他、近年では、見た目や味は普通の食事でありながらミキサー食並みのやわらかさであるイーエヌ大塚製薬株式会社のあいーと[3]、食材の風味を生かした素材別の介護食で、施設や家庭で好みの味に仕上げることができる株式会社ふくなおの介護食[4]など、数多くの介護食が販売されています。予算やイベントなどに応じて使い分けることが上手に活用するポイントといえるでしょう。

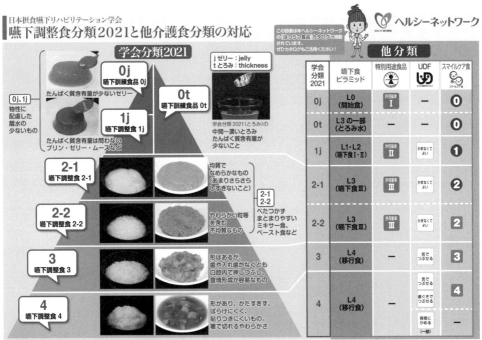

図 | 日本摂食嚥下リハビリテーション学会嚥下調整食分類2021と他介護食分類の対応
（日本摂食嚥下リハビリテーション学会：嚥下調整食分類2021より）

引用文献

1）日本摂食嚥下リハビリテーション学会：嚥下調整食分類 2021.
2）株式会社ヘルシーネットワークホームページ．〈https://www.healthynetwork.co.jp/〉（2022.3.1 確認）
3）イーエヌ大塚製薬株式会社「あいーと」ホームページ．〈https://www.ieat.jp/〉（2022.3.1 確認）
4）株式会社ふくなおホームページ．〈http://www.fukunao.com/〉（2022.3.1 確認）

認知症の人への栄養ケアは多職種協働で

認知症の人が陥りやすい低栄養

　認知症の人が低栄養になりやすいことは、多くの研究で報告されています。しかし、複数の縦断研究によって、認知症の人の低栄養はケアにより改善できることも明らかになっています。認知症の人の「食」を支えるためには、管理栄養士をはじめとする多職種協働による栄養ケアが重要であるということです。血清アルブミン値が3.5 mg/dL以下になると低栄養と判定されます。さらに2.8 mg/dL以下に陥ると生命にも影響し、食べる気力すら失われてしまいます。このため、エンドオブライフ（end-of-life；EOL）に至るまでは、日頃から栄養状態のモニタリングと評価を行い、低栄養にならないように留意しながら、自分自身で食べることの喜びを高めるような環境調整が必要になります。

合併症をもつ認知症の人の低栄養には要注意

　合併症をもつ認知症高齢者は、認知症ではない高齢者と比べて、低栄養に陥りやすいことがわかっています。一般に、高齢者は環境への順応性が低下していきます。特に、入院という環境の変化は「リロケーションストレス*」をもたらします。認知機能障害が加わると、そのストレスをさらに強く受けるようになるため、せん妄の発症による食欲の減退など、食べられないことに拍車をかける場合があります。加えて、周術期にある認知症の人は、手術侵襲による損傷の修復と感染防御能を高めようと生体が反応して、体内のタンパク異化亢進が起きるため、低栄養がさらに進行します。したがって、術前からの良質なタンパク質の摂取に向けた支援が、術後の早期回復にもつながります。
＊和製英語の「リロケーションダメージ」と同義

EOLにおける栄養状態のとらえ方と、ケアのギアチェンジ

　認知症高齢者のEOLでは、人生の最終段階になるにつれて体が栄養素を欲しなくなるため、低栄養に至ることを自然な経過としてとらえることが大切です。EOLにおける栄養学的視点の重視は、「食べる喜び」を支えることに反する結果をもたらすことがあります。たとえば、代替栄養法による必要以上の栄養補給が、喀痰量の増加や吸引による身体的苦痛につながります。

　認知症高齢者のEOLでは、徐々に食べられなくなり、亡くなる数日前では1日ひと口になり、嚥下反射の喪失や昏睡状態になった際には食事を中止するという経過を把握する必要があります。すなわち、食べたい物を無理なく食べられるように、食事の量よりも質を重視したケアのギアチェンジ（方向性の転換）が必要となります。

Part **5**

認知症の人の
「食」を支える口腔ケア

Q21 認知症の人への「機能的口腔ケア」とは、どのようなことをするのですか？

Answer 口腔機能の維持は、人生の質を保つためにとても重要です。「機能的口腔ケア」とは、口腔咽頭の機能に働きかけるアプローチを含めたケアのことです。安全に食べるための体の準備として、深呼吸やマッサージ、ストレッチ、体操などを楽しく行ってもらえるように工夫しましょう。

　人にとっての口腔は、①運動機能（摂食・咀嚼・嚥下・呼吸・構音・発声・表情等）、②感覚機能（触覚・温覚・痛覚・圧覚・味覚等）、③分泌機能（唾液・酵素・免疫・ホルモン分泌等）、④精神心理機能（食欲・生きがい・満足感・愛情表現等）をもつ、食事、呼吸、コミュニケーションの重要な器官です。口腔咽頭や顔面の機能を維持することが、人として生きる喜びにつながることはいうまでもないでしょう。

　機能的口腔ケアは、口腔機能の維持・回復を目的として積極的に刺激し動かすなどの、リハビリテーション要素のある口腔への介入を指します。目的が口腔衛生だけに留まらないことが特徴で、家族でも実施できることが多くあります。専門的には日本摂食嚥下リハビリテーション学会の「訓練法のまとめ」があります[1]。

　食べる機能のトレーニングのうち、食べ物を使わないものを「間接訓練」、食べ物を使う（食べながら行う）ものを「直接訓練」といいます。筋肉の廃用が課題であればトレーニングの効果が期待できますが、神経の変性に対して個体要因を改善させるのは容易なことではないため、代償的な方法が開発されています。認知症などの複合要因が影響した摂食嚥下障害をもった高齢者が、安全に楽しく食べるためには、これらの訓練を生活の中に取り入れる工夫が必要です。

運動によるトレーニングの考え方

　口腔や咽頭は外から見えない組織なので、一般的にイメージしにくいものです。さらに、認知機能が低下した高齢者にとっては、口腔咽頭のトレーニングはかなり難しい運動課題といえます。また、廃用による筋力低下であれば高齢になってもある程度トレーニング効果が期待できますが、認知症は進行性かつ中枢神経の障害なので、機能障害は必ず進行することを理解しておくことが重要です。

　新しい方法を覚えて訓練すること自体が、中等度以上の認知症の人が最も苦手な分野ですから、トレーニングの継続には周囲の協力が必要です。認知症が重度になれば、トレーニングを行う意味を理解することが難しくなり、疲労するだけの面白味のないトレーニングには協力してもらえなくなります。また、口腔・咽頭の機能低下が起こってから口腔のトレーニングを始めても、その時点ですでに認知機能低下は進んでおり、聴覚失認や意欲

低下もありますから、集団での高度な運動は難しいでしょう。そんなときは、介助者がマンツーマンで一緒に行うトレーニングがカギになります。

　こういった未来を想定すると、認知症を発症する前の健常高齢者の時期から、レクリエーションとして楽しく毎日行えるトレーニングを習得し、しかも習慣にしておくことが重要です。適切な食べ方、咀嚼の仕方、嚥下の仕方は、臨床的な問題が生じていない時期から身につけ、継続的に行うことで「体で覚えた行為」にしておくのが理想です。

認知症初期の人の間接訓練

　初期の頃には、訓練意図を理解し、難しい運動課題が可能な場合もありますが、本人任せにしてしまうと「毎食前に訓練する」ということ自体を忘れてしまいがちになります。

　初期の変性性認知症の人で摂食嚥下障害があるのは、脳血管障害やパーキンソン病の併発などのケースに限定されていて、多くは、それほど摂食嚥下機能低下の自覚がありません。周囲も対処の必要性を感じていないことが多いと思われますが、認知症は進行性疾患ですので、いずれ摂食嚥下機能障害が起こることを想定してトレーニングを習慣化しましょう。

　初期であれば、間接訓練はひと通り可能です。問題は本人が訓練の意図を理解してくれるかどうかにかかっていますので、指導を行う人と、毎日の訓練をサポートする人が協力して、"楽しく"できるものとして続けられるとよいでしょう。「嚥下体操」と一般的に呼ばれるものはインターネットでも簡単に手に入りますし、それを絵にして壁に貼り、歌や音楽とともに毎日一緒に行うと効果的です（図1）[2,3]。デイサービスなど集団で行うときは、ゲーム性、ギャンブル性を高める吹き矢やダーツ、ピンポン玉リレーなどが人気です。

　口腔ケアは、機能的な動きを併用することで間接訓練となります。介助で口腔ケアを行っているケースでは、特に頬や舌など粘膜をよく動かすように工夫すると効果的です。

中等度認知症の人の間接訓練

　中等度認知症になってくると、何らかの疾患や入院をきっかけに摂食嚥下障害が起こることがあります。本人にとって周囲の事象が理解しづらいことから行動・心理症状（BPSD）が起こりがちで、その時期には複雑な運動指示を理解するのは難しいかもしれません。特にアルツハイマー型認知症では、中等度で摂食嚥下障害が起こる場合には、何らかの疾患が関係していることが考えられますので、必ず何が原因の摂食嚥下障害なのかを検討してください。疾患の影響がなく、身体機能低下とともに摂食嚥下機能が徐々に低下してきたケースであれば、レクリエーションとして行えるトレーニングは有効です。

　ほかの人と一緒にプログラムを行えるようであれば、集団でのレクリエーションを兼ねたトレーニングもよいでしょう。可能であれば、メンバーは同程度の認知機能の人のほうが、不愉快にならずにできるかと思います。嚥下体操のパンフレットを渡して本人任せにするのではどうしても継続困難ですし、効果も上がらないと考えられますので、「みんなで一緒に」「楽しくやりましょう」と社会的交流の喜びとともに行えると、心理的にも効果があるものと考えられます。前述の嚥下体操ももちろんですが、大きな声で歌を歌う、

■嚥下体操（首の回旋運動）

前〜
後ろ〜

右〜
左〜

最後に回す

右に振り向き
左に振り向き

■嚥下体操（肩の運動）

①肩をすくめて……
②ストンと落とす
＊①②を何度か繰り返す
③肩を大きく回す
＊肩を回すときには、肩甲骨を寄せるようにグッと背中を引き
　寄せるのがコツ

■嚥下体操（胸郭の運動）

①両手を伸ばして頭上で組み合わせる
②そのまま上半身を左右に倒す

■嚥下体操（頬の運動）

①「あっぷっぷ〜」に合わせて頬を膨ら
　ませる
②頬をつついても空気が漏れないよう
　に、唇に力を入れる
③唇を「う〜」とすぼめて突き出し、頬
　を内側に吸う

■舌・口腔周囲組織の筋力負荷訓練

動きが弱いなら力をつけるために負荷を
かけたトレーニングをしましょう！

①舌の筋力負荷訓練
スプーンを用いて舌
を上から押し、その
力に抵抗して舌で
スプーンを押し返
す。側方や前方か
らも押し、力に抵
抗するように舌で押
し返す

②頬・口唇の筋力負荷訓練
頬を膨らませて指で頬を
圧迫し、その力に抵抗し
て、空気がもれないよう
に頬を膨らませ続ける

③口唇の筋力負荷訓練
スプーンなどを唇に挟
んだまま引っ張り、その力
に抵抗するように唇に力
を入れ続ける

■嚥下体操（嚥下おでこ体操）

手の力で
負荷が調節できる

手の力に抵抗して
頭で押し返す

ベッドがなくても
できる

間接訓練では
食べ物を使わない

■嚥下体操（舌の可動域訓練：前後上下）

①舌を突出させる
②鼻先や顎先を舐めるように、上方や下方、前後に動かす
＊1つの動作ごとに、10秒程度保つ
＊鏡で確認しながら行うとわかりやすい

■嚥下体操（舌の可動域訓練：側方）

①舌を突出させる
②口角を舐めるように、左右に動かす
＊1つの動作ごとに、10秒程度保つ
＊鏡で確認しながら行うとわかりやすい

■嚥下体操（パ・タ・カの発音訓練）

【Pa】	【Ta】	【Ka】
閉じた口唇を開くときに出る音	舌先が口蓋の前方に接して離れるときに出る音	舌の奥が口蓋の後方に接して離れるときに出る音
「パ」「パ」「パ」	「タ」「タ」「タ」	「カ」「カ」「カ」
↓	↓	↓
「パパパパパパパ…」	「タタタタタタ…」	「カカカカカカ…」

「パタカ　パタカ　パタカ…」

■嚥下体操（ブローイング）

①水の入ったコップの底に、ストローを入れる
②ブクブク泡が立つように、息を吹き込む
＊勢いよく強く吹く方法（hard blowing）と、静かにできるだけ長く吹く方法
　（soft blowing）がある
＊笛や吹き戻しを用いてもよい

小さい泡が細く
一列に並ぶように
やってみよう

「呼吸訓練」兼
「口唇閉鎖訓練」

息こらえの調節に効果

鼻をつまんでやってみよう

成果が目に見えるのでフィードバック効果が高い！

■舌・口腔周囲組織の筋力負荷訓練

①開口訓練
拳でおとがいを下から把持し、
上方に力をかける。その力に
抵抗するように開口する

②閉口訓練
拳でおとがいを前から把持し、
下方に力をかける。その力に
抵抗するように閉口する

図1｜間接訓練の例1

（山根源之，渡邊裕：9．咀嚼のリハビリテーション．In：井出吉信編：咀嚼の事典．朝倉書店；2007．p.199-215 および渡邊裕，枝広あや子，山根源之：摂食・嚥下 歯科医が行うリハ 歯科医が行う摂食・嚥下リハビリテーション．歯科臨床研究．2008；5(2)：28-38等を参考に作成）

散歩しながら／手をたたきながら／踊りながら歌を歌う、風船を膨らますなど、呼吸訓練や口腔体操を兼ねて行えるレクリエーションもあります。

　大人数でのプログラムが困難な場合は、個別に行うこととなりますが、口腔ケアの際に口腔体操ふうの動きやストレッチを行うことも効果があります。協力してくれるようなら、口唇や頬のマッサージを行ったり、「舌磨き」として舌を出してもらったり、歯を磨きながら大きく開口してもらったりと、いろいろな口の動きをしてもらう“口腔ケアをしながらの嚥下体操”もよいでしょう（図2）[2,3]。言語指示の理解はなかなか難しいので、介助者が少し大げさにやって見せて模倣してもらうのがおすすめです。本人が好きな活動にトレーニングのエッセンスを混ぜ込んで、無理せず習慣としましょう。

重度認知症の人の間接訓練

　重度認知症では摂食嚥下障害が起こる人が増えてくる一方で、集団でのレクリエーションについてくることはなかなか難しいと思われます。何となく参加するだけで、効果的な動きができていないケースもあるでしょう。

　重度の人の摂食嚥下障害に周囲が気づいたときには、医師・歯科医師に疾患の影響を確認してもらったうえで、機能に合わせた環境調整を行います。たとえば食形態や配膳の仕方を変えるなどです。そうして栄養摂取を確保したうえで、いくつかの嚥下体操・口腔体操を行いましょう。訓練の意図が理解できていないと、単調なトレーニングは退屈に感じてしまうでしょうから、「楽しい」レクリエーションとして行うほうがストレスはないでしょう。介助者が個別にかかわり舌突出や頬の運動などを一緒に行うと、模倣して運動できるでしょうし、簡単な指示が伝わるのであれば「深呼吸」や「発音訓練」なども可能だと思います。この時期は本人任せにしても習慣化が困難ですから、介助者が濃厚にかかわれるかどうかで効果に差が出ます。

　模倣してもらうのが困難な場合は、他動的な間接訓練（図2）[2,3] になります。嚥下反射を惹起しやすくするための訓練では、アイスマッサージも有効です。口腔ケア中にも頬をマッサージし、舌を動かすようにすると、自発的な運動が起こり、口腔の保清と間接訓練を兼ねる効果的なケアになります。複数人の介助者で口腔ケアをしているケースでは、口腔ケア中の運動の引き出し方について共通の方法にしておくと効果的です。

直接訓練

　直接訓練は食物を使う訓練とされています。したがって、認知症の人が経口で食事ができているのであれば、毎日の食事自体が直接訓練となっています。しかしながら、入院や禁食などの出来事で、急に食べられなくなってしまうケースがあります。そういった際の直接訓練を想定して考えてみましょう。

　退院後、全般的に機能低下してしまっている認知症の人には、まずは帰ってきた場所（施設や自宅）の生活リズムに慣れてもらうようにしましょう。本人にとっては入退院でたくさんの混乱を経験しましたから、元の生活リズムを取り戻すのにも、数カ月かかること

■嚥下体操（深呼吸）

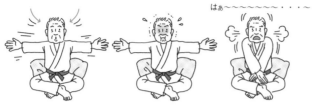

はぁ～～～～～～・・・～

①しっかり両腕を開いて鼻から大きく息を吸い込む

②そのままちょっとだけ息をこらえる

③お腹に力を入れてゆっくり6秒くらいかけて吐き出す
＊最後の最後まで吐き切ってもらう
＊口をすぼめて行うと負荷が上がる

■嚥下体操（咳嗽訓練）
①深呼吸の練習
②深呼吸しながら大きく吸って、いったん息こらえしてから息を吐く
③深呼吸しながら大きく吸って、いったん息こらえしてからお腹から咳をする
＊副次的な効果として、腹筋群、声門閉鎖、鼻咽腔閉鎖機能の強化となる

■口腔ケアの際に行う口唇・頬マッサージ

動きが悪いなら可動域を増やすためにほぐしましょう！

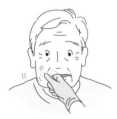

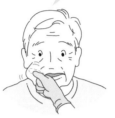

①口唇マッサージ
人差指と親指で口唇を挟むようにし、上唇は上から下、下唇は下から上へとマッサージをする

②頬マッサージ
人差指と親指で頬を挟むようにし、奥から手前へ伸ばすようにマッサージをする

■他動的な間接訓練（頸部リラクセーション）
①頸部前屈・後屈　　②頸部の左右・廻旋運動

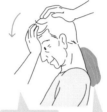

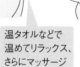

過度に力が入りすぎないように屈側もサポート

温タオルなどで温めてリラックス、さらにマッサージ

上体がつられて動かないようにストレッチをサポート

■口腔ケアの際に行う
舌・口腔周囲組織の可動域訓練

動きが悪いなら可動域を増やすために大きな動きをしましょう！

①「ア」の発音とともに口を大きく開け10秒保つ
②「イ」の発音とともに口を横に引き10秒保つ
③「ウ」の発音とともに唇を尖らせ10秒保つ

■他動的な間接訓練（唾液腺マッサージ）

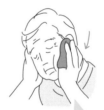

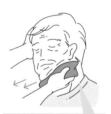

頬の後方から前方に向かって清拭しながらマッサージ（耳下腺の刺激）

下顎の後方から前方に向かって清拭しながらマッサージ（顎下腺の刺激）

■他動的な間接訓練（開口訓練・顎関節機能訓練）

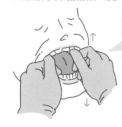

咀嚼運動をしない期間が長期にわたると顎の関節も拘縮する

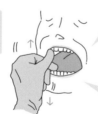

安定する歯や顎堤に指をクロスさせて置きリズミカルな反復運動をしながら関節の可動域を伸ばす

頸部拘縮のある場合は開口しっ放しとなる頸部（首の後ろ）のリラックスを優先したマッサージやストレッチ等を行う

図2 ｜ 間接訓練の例2
（山根源之，渡邊裕：9. 咀嚼のリハビリテーション. In：井出吉信編：咀嚼の事典. 朝倉書店；2007. p.199-215 および渡邊裕, 枝広あや子, 山根源之：摂食・嚥下 歯科医が行うリハ 歯科医が行う摂食・嚥下リハビリテーション. 歯科臨床研究. 2008；5（2）：28-38等を参考に作成）

があります。経鼻チューブや胃瘻など経腸栄養になっているのであれば、ゆっくり焦らず、生活を取り戻すようにアプローチしましょう。

経口摂取を取り戻す最初のアプローチは、口腔ケアを含めた間接訓練です。間接訓練がスムーズになってきたら、唾液を嚥下できているかを確認します。特に口腔ケアの刺激で自身の唾液が流出しますから、唾液の嚥下ができるかどうかが確認できます。唾液でむせているようなら直接訓練はもう少し待ってからがよいでしょう。唾液を飲めていてむせもなく発熱がない、ある程度の覚醒が保てる、15分以上座位が保てる、活気が出てきた、発語があるなどが直接訓練を始める目安になります。同時に、座位を保つ練習と、深呼吸や「ゴホン！」と咳をする練習をしましょう。ベッド上リクライニングの姿勢より、端座位や椅子座位（本人の背中がベッドから離れている状態）ができたほうが呼吸状態はよくなりますし、呼吸機能や喀出機能も向上します。息こらえや頷きながら唾液を嚥下する練習もしておきます。

入院の理由が、新たに起こった脳血管障害であれば、無理はせず嚥下に関する専門家に評価を依頼し、対応方法の指導をしてもらうべきです。一方、変性性認知症の人で、食べなくなった原因が入院中の生活変化だというケースであれば、生活上の所見（唾液は飲んでいるようだ、など）を重要視し毎日の様子をモニタリングしておきましょう。

主治医からの直接訓練指示がもらえれば、まずは氷の小さな欠片を舐めて嚥下してもらうことから始めます。次に、よく冷やしたお茶ゼリーをティースプーンに少量、またはスライスしたゼリーなどを試してみます。経口摂取していなかった期間が長いと、口腔咽頭も廃用性萎縮による機能低下がありますので、無理はしないように、最初は2〜3スプーンくらいに留めておきます。覚醒、活気、発語、夜間発熱、唾液嚥下の様子、座位保持など体力の回復を目安に、少しずつ量を増やすことを検討します。

認知症の人のリハビリテーションで重要なことは、目標設定です。認知症は進行性疾患であり、「ちょっと前の状態に戻す」くらいの目標、または「今の状態から悪化しないように維持する」などを近い目標として設定しましょう。あまり高い目標にしてハードルを上げると、意欲が低下している認知症の人にとってはストレスになりますし、介助者も疲弊してしまいます。たとえば、退院後の目標は、まずは「誤嚥性肺炎予防」としておき、機能が上がってきたら再評価して新しい目標を「お楽しみのゼリーをひと口食べる」などと設定します。さらに機能が上がってきたら、また評価して、目標を「お楽しみゼリーを一日1個食べる」「発熱しないように元気に過ごす」と再設定すればよいと思います。医師や歯科医師等の専門家とも相談しながら取り組みましょう。

引用文献

1) 日本摂食嚥下リハビリテーション学会医療検討委員会：訓練法のまとめ（2014版）．日本摂食嚥下リハビリテーション学会誌．2014；18(1)：55-89.
〈https://www.jsdr.or.jp/wp-content/uploads/file/doc/18-1-p55-89.pdf〉（2022.2.25確認）
2) 山根源之，渡邊裕：9. 咀嚼のリハビリテーション．In：井出吉信編：咀嚼の事典．朝倉書店；2007．p.199-215.
3) 渡邊裕，枝広あや子，山根源之：摂食・嚥下 歯科医が行うリハ 歯科医が行う摂食・嚥下リハビリテーション．歯科臨床研究．2008；5(2)：28-38.

Part 1
Part 2
Part 3
Part 4
Part 5
Part 6
Part 7

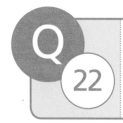

Q22 認知症の人への日常的な「器質的口腔ケア」は、何のために、どんなことをするのですか?

Answer 認知症高齢者の口腔ケアを行う際に重要な点は、保清のみならず、「機能低下」と「不具合」の発見です。口腔衛生状態を保ち、低栄養予防や誤嚥性肺炎予防に配慮することは、摂食嚥下機能への配慮と同様に重要な合併症予防になります。

　元気いっぱいの若者と違って、高齢者の口腔ケアは、口腔衛生管理と口腔機能管理を兼ねています。特に認知症高齢者の口腔ケアを行う際に重要な点は、保清のみならず、「機能低下」と「不具合」を発見することです。もちろん、汚れを取るということは、口腔疾患を予防し、食べる機能をもった健やかな口腔を維持する最大の手段であることも忘れてはなりません。

　要介護状態にある認知症高齢者は自分で口腔の問題を訴えることが難しく、訴えがなければ、周りの人は口腔の問題に気づかないので、問題の放置がしばしば起こります。介助による口腔ケアを行いながら、介助者の目で「義歯が欠けている」「歯が折れた」「グラグラしている歯がある」「出血する」などの不具合を発見すること、また食事時間や口腔ケア時の「うがいができない」「口が閉まらない」「口が開かない」などの機能低下を観察することが非常に重要です。こうした観察・アセスメントでは、「正常な状態」との比較から気づきが生まれるため、認知症が軽度のうちから継続的に口腔を観察しておく必要があります。

高齢者の口腔の特徴と口腔ケア

　高齢者の口腔には、これまでの人生の中で蓄積した口腔疾患の影響と生理学的変化があるため、口腔内が複雑な形状となっています。その結果、清潔を保ちにくい状態にあり、口腔内細菌は繁殖してバイオフィルム（細菌の膜）を形成しやすくなっています。このバイオフィルムは細菌がつくるネバネバの成分で、細菌が付着し合い絡まり合っている汚れです。実は、市販の含嗽剤など口腔内に使用できる薬品類でうがいをした程度では、バイオフィルムの深部の嫌気性菌には効果がありません。したがって、歯ブラシによる物理的擦過によってバイオフィルムを壊し、表面積を増やして、そのうえで含嗽剤を使用したほうが、確実に効果が出ます。特にクロルヘキシジン等の含嗽剤を使用すると効果が高いと報告されています[1]。義歯にもバイオフィルムが付着し繁殖するので、義歯ブラシによる物理的擦過と洗浄剤による化学的洗浄を毎日行うことが大事です（参照→Q23）。

　口腔の汚れは、食事から時間が経過するほど落ちにくくなっていくので、できれば食後すぐに口腔ケアを行うほうがよいでしょう。また、起床後すぐは、寝ている間の口腔乾燥

や細菌の繁殖の影響を受けて汚れている状態です。特に食事中の誤嚥リスクの高い高齢者に対しては、朝食の前の口腔ケアで口腔内細菌を減らし、唾液の出やすい状態にしてから食べることが、肺炎予防の点、および覚醒状態を上げるための口腔顔面筋の準備体操という点からも望ましいでしょう。

　舌にも汚れが付きます。特に舌機能の低下や薬剤の影響により付着し、厚くなった舌苔は、細菌の格好の住処になります。したがって、舌苔は誤嚥性肺炎の要因のひとつにもなります。舌苔の除去には舌ブラシを用いますが、舌を出せない（あっかんべ〜、というジェスチャーでも下唇よりも前に舌を出すことができない）人には、柄がカーブしておりナイロンの毛が付いている舌ブラシが適切です。過剰にこすり過ぎると痛みが出てしまうので、毎日少しずつ行うのがよいでしょう。乾いた汚れのときは、口腔ケア用ジェルを活用します（参照→Q7）。

　ただ、本人が行う口腔ケアや、家族などが行う介助の口腔ケア（日常的な口腔ケア）だけでは、どうしても取り切れない汚れが残ってしまいます。日常的な口腔ケアで取り切れない汚れは、放置すると重篤な炎症や誤嚥性肺炎の原因にもなります。そこで歯科医療従事者によるプロフェッショナルケア（専門的な口腔ケア）を定期的に行うことが効果的です。歯科で使用する専門の清掃器具は、通常の歯ブラシとは違い、硬くなってしまった汚れや歯石、普段は取りにくい部分の汚れを取ってツルツルにすることができます。プロフェッショナルケアを定期的に受けると、日常的な口腔ケアの効果も上がりやすく、汚れが取りやすい口腔になります。

口腔ケアの際に観察すべきこと

　口腔ケアの際にぜひ観察してほしい口腔の不具合があります。これは認知症の有無にかかわらず、要介護状態にある高齢者には生じやすい口腔咽頭の変化です。顔や顎の骨は、脳に近い場所にあるため、口腔疾患による痛みが及ぼす心理作用は著しく、集中力はなくなり食欲もなくなるものです。また認知症の人では口腔の痛みがあることで、イライラして怒りっぽくなってしまう、介助者を噛むなどの行動・心理症状（BPSD）が生じることも重要な点です。

　認知症の人は痛みなどの不具合を周囲の人に伝えられない状態にあるので、口腔ケアを行う人が見つけてあげなければなりません。不具合を、"認知症高齢者だから当たり前"と思わないようにしましょう。

❶義歯が合わない、義歯を固定する歯が折れて口腔内で義歯が安定しない

　非常に食べにくく、食事に時間がかかるうえ、かたい食べ物や繊維質の食べ物は残してしまうことが考えられます。小さい義歯では、口腔内で外れて食事の際に誤飲・誤嚥してしまう可能性もあり、早急に修理の必要があります。

❷歯周炎（歯槽膿漏）**が悪化して歯肉が腫れて痛い、出血・排膿がある、歯がぐらぐらして噛みにくい**（写真1）

　食欲がなくなり食事を途中で終えてしまうことがあります。慢性炎症ですから、食事のたびに痛みを感じることで、心理的な負担になるだけでなく、低栄養になりやすくふさぎ込んでしまう原因にもなります。歯周ポケットから入り込んだ口腔内細菌が、認知症の悪化や脳血管障害、心血管病変を引き起こすこと、糖尿病の悪化につながることも指摘されています。

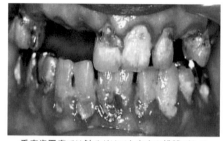

重度歯周病では触るだけでも出血や排膿がある

写真1｜**重度歯周病**

❸虫歯の進行（写真2）

　"冷たいものでも熱いものでもひどく痛む、長く痛む"症状になり、さらに放置すると歯を支える骨まで感染が進行し、骨ごとひどい痛みに悩まされる、という経過が起こります。痛みで困るだけではありません。ひどい虫歯から、体の中に細菌が侵入し、胸部蜂窩織炎や菌血症、感染性心内膜炎など重篤な全身感染症を引き起こすことがあります。

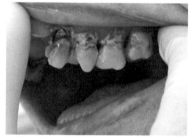

残っている歯がすべて根の虫歯

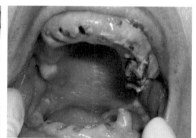

根の虫歯により折れてしまい、残った根の周りから膿が出ている

写真2｜**認知症高齢者の虫歯**

❹口腔内の軟組織病変

　舌や頬粘膜などの軟組織にカンジダ症や口内炎など口腔粘膜疾患（写真3）があると、塩辛い食べ物や酸味の強い食べ物がしみて食欲低下に結び付きますし、特定の食べ物しか食べないという状況も起こります。薬剤の口腔内残留や傾斜した残存歯によって口腔粘膜に潰瘍が形成され（写真4）、臨死期でないにもかかわらず経口摂取困難が生じることも少なくありません[2]。また、口角炎では

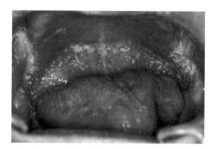

写真3｜**口腔カンジダ症**

大きく開口できなくなり、口腔ケアを嫌がる要因にもなります。ビタミンAの欠乏、口角への唾液の貯留などが原因です。

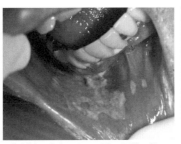
薬剤性口内炎により、開口困難、経口
摂取困難となった例

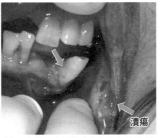
残った歯に力が集中したことで歯が
移動した結果、口唇粘膜の潰瘍の原
因となった。開口により痛みを伴う
ため経口摂取困難で、不快感が精
神症状に影響した例

写真4│口腔内の潰瘍

（写真提供：広島市立リハビリテーション病院歯科，高木幸子氏）

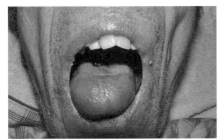
経口摂取をしていないケースでは口腔乾燥が生じ
やすい

写真5│口腔乾燥

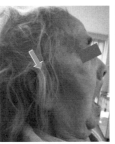
耳珠の前方が凹んでいるこ
とに注目。脱臼しているた
め、徒手的に閉口させるこ
ともできない

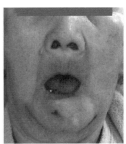
閉口することができず常に
開口状態のため、口腔乾
燥が著明

写真6│顎関節脱臼

❺口腔乾燥（写真5）

　口腔乾燥は薬剤の副作用や加齢変化に伴う唾液の減少によって起こりやすく、口腔内が
パサパサすることで、パンやビスケットなどが食べにくくなり、好まなくなることが報告
されています。口腔乾燥は、口腔内での食塊形成（飲み込みやすい形に食べ物を咀嚼してまとめ
る）を困難にし、口の中で食べ物がばらけて飲み込みにくくなることにつながります。ま
た、自覚症状としての「舌がひりひり痛い」などの訴え、パサパサしている食べ物を食べ
るときのむせでも気づくことがあります。

❻顎の関節の脱臼（写真6）

　高齢者は、長年繰り返し使用してきた全身の関節がうまく機能しなくなりますが、顎の
関節も同様に脱臼しやすい状況になります。顎関節が脱臼すると唾液すら飲み込みにくく
なるので流涎があり、会話、食事が困難になります。すぐに周囲が気づいて医療機関（特
に口腔外科）を受診させることができれば、脱臼した顎関節を復位することは比較的容易
ですが、生活条件によっては誰にも気づかれないことがあり、脱臼後、数週間経過してか
ら復位しようとしても困難で、関節を戻せないままになってしまうケースもあるのが実態
です。脱臼したままでは口が閉じられず、大変嚥下しにくい状態で、また嘔吐も起こりや

Part 1
Part 2
Part 3
Part 4
Part 5
Part 6
Part 7

すくなります[3]。脱臼かもしれないと思ったら、すぐに歯科につないでください。

　口腔内は、ちょっとした不具合でも、生活の質の低下に直結しますので、注意して観察し、気づいたことがあれば歯科受診を検討することが大事です。

認知症中等度・重度における肺炎予防

　長期療養者の発熱リスクは、自分の歯がない人より歯がある人のほうが高く、経口摂取している人より経管栄養の人のほうが高いこと、また、適切な口腔ケア介入によって肺炎予防効果があることが報告されています[4]。このように、口腔ケアが高齢者の肺炎リスクを減少させることが報告されて以来、医療・介護現場では、"肺炎リスクを減らすために口腔ケアを行う"ことは定着しました。

　今後、自分の歯を残したまま、認知症や要介護状態になる高齢者が増加する時代になっていきます。そして、認知症になってから口腔環境を整えることが難しいケースも少なくありません。高齢者の中でも誤嚥性肺炎を起こしやすい人の特徴は、口腔ケアが不十分であるうえに、低栄養状態で活動性も低下している虚弱な要介護高齢者で、さらに嚥下障害があって呼吸機能が低下しており、しっかりした咳で誤嚥物を出すこと（喀出）が不十分な人です。

　誤嚥性肺炎の原因になる菌の多くは、普段から口腔内にいるものが主体であり、それを誤嚥することで肺炎になります（参照→Q8）。認知症重度で摂食嚥下障害があり、かつ自分の歯がある人では、特に、注意して口腔ケアを行う必要があります。

　「医療・介護関連肺炎（NHCAP）診療ガイドライン」における誤嚥性肺炎の治療方針では、抗菌薬や肺炎球菌ワクチンの接種とともに、口腔ケアや摂食嚥下リハビリテーションが推奨されています。薬剤投与のほかに、食事中の誤嚥を防ぐために意識レベルを高めて食事をしてもらい、全身的な栄養状態の改善を図り抵抗力を高め、睡眠中に汚染された唾液を誤嚥しないようにする支援を行うことが推奨されています（表）[5]。認知症高齢者、要介護高齢者の口腔衛生状態を保ち、低栄養予防や誤嚥性肺炎予防を行うことは、摂食嚥下機能への配慮と同様、重要な合併症予防になります。

表｜NHCAPにおける誤嚥性肺炎の治療方針

> 1）抗菌薬治療（口腔内常在菌，嫌気菌に有効な薬剤を優先する）
> 2）PPV接種は可能であれば実施（重症化を防ぐためにインフルエンザワクチンの接種が望ましい）
> 3）口腔ケアを行う
> 4）摂食・嚥下リハビリテーションを行う
> 5）嚥下機能を改善させる薬物療法を考慮（ACE阻害剤，シロスタゾール，など）
> 6）意識レベルを高める努力（鎮静剤，睡眠剤の減量，中止，など）
> 7）嚥下困難を生ずる薬剤の減量，中止
> 8）栄養状態の改善を図る（ただし，PEG自体に肺炎予防のエビデンスはない）
> 9）就寝時の体位は頭位（上半身）の軽度挙上が望ましい

（日本呼吸器学会：医療・介護関連肺炎診療ガイドライン．日本呼吸器学会；2011．p.34より）

引用文献

1) van der Maarel-Wierink CD, Vanobbergen JN, Bronkhorst EM, Schols JMGA, de Baat C. Oral health care and aspiration pneumonia in frail older people: a systematic literature review. Gerodontology. 2013；30(1)：3-9.

2) 枝広あや子：Part3-Q14薬の副作用で起こる口腔内所見や嚥下障害（薬剤性嚥下障害）には、どのようなものがありますか。薬剤性嚥下障害を疑う場合の対応を教えてください。In：吉澤明孝編：在宅訪問・かかりつけ薬剤師のための服薬管理はじめの一歩コツとわざ．じほう；2016．p.78-85.

3) 枝広あや子：特別養護老人ホームでの非がん疾患終末期口腔の緩和医療・緩和ケア．In：杉原一正，岩渕博史監修，平野浩彦ほか編集：口腔の緩和医療・緩和ケア：がん患者・非がん疾患患者と向き合う診断・治療・ケアの実際．永末書店；2013．p.204-206.

4) Yoneyama T, Yoshida M, Ohrui T, et al.: Oral Care Working Group. Oral care reduces pneumonia in older patients in nursing homes. J Am Geriatr Soc. 2002 Mar；50(3)：430-433.

5) 日本呼吸器学会：医療・介護関連肺炎診療ガイドライン．日本呼吸器学会；2011.
〈https://www.jrs.or.jp/uploads/uploads/files/photos/1050.pdf〉（2022.2.25確認）

Part 1
Part 2
Part 3
Part 4
Part 5
Part 6
Part 7

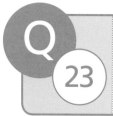

Q23 認知症の人の義歯の使用について、気をつけることは何ですか？

Answer 義歯（入れ歯）は、それぞれの人の口腔の型を取って作る完全オーダーメイドの装具ですので、その仕組みをよく知っておく必要があります。義歯のケアでは物理的擦過と化学的洗浄の併用がとても大事です。経年変化が必ずあるので、歯科で定期的なチェックを行い、そのときに適切な取り扱いの方法も教えてもらいましょう。

　認知症の進行過程、特に中等度以上で、自身での義歯の取り扱い（着脱・清掃・管理）が困難になっていきます[1]。

　義歯は、それぞれの人の口腔の型を取って作る完全オーダーメイドの装具です。したがって、認知機能の低下から物体の位置関係の把握や立体的なイメージができなくなると、自分の口の中に義歯を入れたり、外したりすることがかなり難しくなります。認知症の進行で、上下・左右・裏表、バネが付く歯の位置などがあやふやになり、自分で着脱できず、また面倒になり外さなくなってしまう人も多く経験します。

　また、義歯は本来、構造を理解していれば容易に着脱できるものなのですが、構造の説明を受けていない介助者が着脱方法を理解していない／よく見ていない状態で外そうとすると、本人の痛みを伴ってしまいます。こうして介助による着脱で痛い思いをしたことで、義歯使用ができなくなってしまう認知症の人も経験します。重要なことは、認知症の人それぞれの義歯の仕組みをよく知っておくことです。

義歯の仕組みと取り扱い

　いわゆる「総入れ歯（総義歯）」は、歯がない人が装着します（根だけの歯がある人もいます。根の上に入れる義歯は残根上義歯といいます）。顎骨の吸収（義歯をはめるための歯ぐきの土手の部分が徐々に吸収されて平らになってしまうこと）が著明で、平たい顎だと安定が悪くなりがちで、また口腔内が乾燥していると義歯が外れやすくなります。乾燥している口腔内では、口腔内保湿ジェルをつけるだけでも安定がよくなることがあります。口腔内から外すときは安定の悪いほうから、装着するときは安定のよいほうから着けるとうまくいきます（図1）。本人から不具合の訴えがなくても、顎骨の吸収によって徐々に合わなくなってきますし、人工の歯の摩耗やプラスチックの劣化など、経年変化は必ず起こりますので、半年ごとの歯科定期受診でチェックし、必要なら合わせ直しや調整を行うのが望ましいでしょう。

　いわゆる「部分入れ歯（部分義歯）」は、部分的に歯が残っている人が使用します。部分義歯は総義歯より着脱にコツが要ります。作るときは口腔内の型を取り、取り外しの方向も計画したうえで作成しますので、着脱方向がわかれば着脱は容易です。痛くない適切な

総義歯：本人の型を取り、それに合わせた形に作り、粘膜に吸着させて維持する

入れるとき

・安定のよいほうから入れる
・上下総義歯の場合は、おおむね上顎から入れる
・両方の奥歯の人工歯をしっかり指で押さえて入れる

外すとき

・安定の悪いほうから外す
・上下総義歯の場合は、下顎から外せばおおむね問題ない

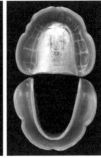
オモテ（研磨面）　ウラ（粘膜面）

図1 | 義歯の着脱①

部分義歯：残っている歯にバネで固定して安定させる

外すとき

①口腔内を見て、どこにバネがあるのか確認する
②左右両方のバネに指をかけ、鉤歯に沿って押し上げるようにスライドさせる
※弾かないこと
※小さい義歯から外すとやりやすい

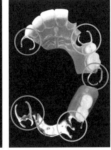
オモテ（研磨面）
装着した状態　　外した状態

入れるとき

①口腔内を見て、どの歯にバネがかかるのかを確認する
②口腔内に義歯を入れ、すべてのバネがよい位置に来ていることを確認してから奥歯の人工歯をしっかり押す
※適当な位置で噛んで入れないこと（壊れる原因）
※バネで口唇や頬を傷つけないよう慎重に行うこと

図2 | 義歯の着脱②

　着脱のために、歯科医師に指導してもらうことをおすすめします（図2）。

　また、部分義歯は残っている歯にバネ（鉤）をかけて維持していますので、バネがかかっている歯が折れる／抜けるなどすると一気に安定しなくなり、使いにくくなります。歯が折れるなどして、部分義歯を制作したときから口腔内の構造が変化した際には、なるべく速やかに歯科受診して修理してもらいましょう。バネ（鉤）も金属ですから、経年的に金属疲労で破損することがあります。部分義歯の安定が悪くなってきたら修理を依頼してください。

　総義歯も部分義歯も、トラブルの種類によっては修理ではなく新製が必要になることがあります。特にトラブルが多いのが、薄くなっているところや細い金属のバネ（鉤）、咀嚼時や着脱時に力学的な負荷がかかるところです（図3）。複数のスタッフで複数の認知症の人の義歯を管理する施設などでは、形状の把握がしにくいと思いますので、入所時・新製時・修理時に、写真などで記録を残しておくことをおすすめします。破損したまま無理に使用を続けると、口腔粘膜を傷つけたり、誤飲したりするおそれがあります。金属のバネ（鉤）がついている義歯を誤飲して、食道や胃の粘膜に刺さってしまい開腹手術が必要になるケースもありますので、破損の放置は禁物です。

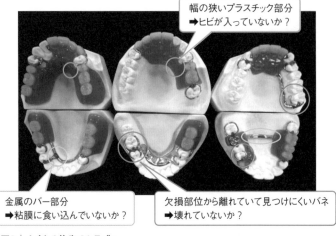

幅の狭いプラスチック部分
➡ヒビが入っていないか?

金属のバー部分
➡粘膜に食い込んでいないか?

欠損部位から離れていて見つけにくいバネ
➡壊れていないか?

図3｜**よくある義歯のトラブル**

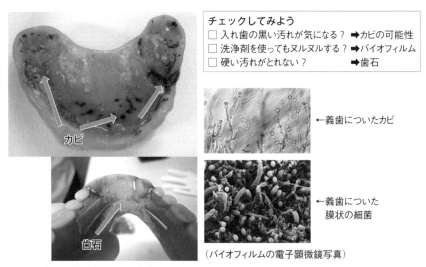

チェックしてみよう
□ 入れ歯の黒い汚れが気になる? ➡カビの可能性
□ 洗浄剤を使ってもヌルヌルする? ➡バイオフィルム
□ 硬い汚れがとれない? ➡歯石

カビ

歯石

←義歯についたカビ

←義歯についた
　膜状の細菌

(バイオフィルムの電子顕微鏡写真)

図4｜**義歯に繁殖する細菌・真菌**

　また、破損以外にもトラブルがあります。長期的に使用している義歯はカンジダ(真菌：カビの一種)が繁殖するケースがあり、それは特に修理を繰り返した義歯や清掃不十分な義歯に多く見られます(図4)。義歯の裏のヌルヌルするような汚れを放置していると、真菌や細菌が繁殖しやすくなります。また、義歯に歯石がついてガサガサすることで口腔粘膜に傷ができてしまうこともあります。義歯の汚れは、特に粘膜と接するところ、凹んでいるところによくたまります。

義歯のケア

　義歯にもバイオフィルムが繁殖するため、義歯ブラシでのこすり洗い(物理的擦過)と、発泡する義歯用洗浄剤による化学的洗浄を併用することが必要です(図5)。義歯のこすり洗いは、口腔内に入れて使用する歯ブラシよりも毛が硬い、義歯専用の義歯ブラシを使

Part 1	
Part 2	
Part 3	
Part 4	
Part 5	
Part 6	
Part 7	

細菌・カビの繁殖	①歯磨き粉は絶対に使用しない！	研磨剤でプラスチックが削れてしまい、義歯が合わなくなる原因になる
バイオフィルムのヌメリ 物理的擦過と化学的洗浄	②ブラシで汚れとヌメリを取ること！	入れ歯にもケースにもバイオフィルムが！ヌメリがなくなるまで、ブラシで清掃する
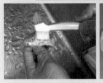	③入れ歯洗浄剤は物理的擦過の後！	ブラシのこすり洗いの後で、プラスチックにしみ込んだ細菌の消毒に、入れ歯洗浄剤を使用する

複雑な形状	汚れが停滞しやすい	汚れやすい場所は細いところ、狭いところ、バネのところ、唾液線開口部の近く
口腔粘膜を傷つけやすい 破損の状態が把握しにくい	合わない義歯を使い続ける	食べられない、痛い、義歯を飲み込む事故のもと！　歯科に連絡を！

図5｜義歯のケアのポイント

用します（図6）。さまざまな義歯ブラシが市販されており、片手に握って使う義歯ブラシだけでなく、ブラシの裏に付いた吸盤をシンクに吸着させ、義歯をこすり付けて洗えるようなブラシもあります。

　着脱式の口腔内装置は、化学的洗浄だけでなく、必ずこすり洗いが毎日毎食後必要です。なぜなら、義歯

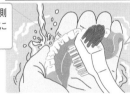

総義歯清掃のポイント

下顎義歯の舌側前方部分は特に注意して磨く

洗面台に洗面器を置いて水を張った状態で洗うと、うっかり落としても壊れない

人工歯咬合面や歯間部は尖ったほうのブラシを使って細かく磨く

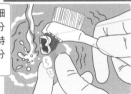

部分義歯清掃のポイント

バネの内側や細かい溝がある部分は義歯ブラシの特に硬い毛の部分で磨く

バネの内面は小さいブラシで細かく汚れを掻き出す

よい義歯ブラシは柄に角度があり握りやすい

図6｜義歯ブラシによるこすり洗い

に使用できる洗浄剤は、台所用や風呂場用の洗剤よりも薬液濃度が抑えられており、どの洗浄剤でも、義歯に付着して熟成された菌の塊の深部に届いて破壊することはできないからです。消毒薬の強さが抑えられているのは、義歯に付着して口腔内に入る可能性があることが想定されているためです。ですから、洗浄剤を使用する前に、義歯ブラシを使った物理的擦過をして、義歯に付着したバイオフィルムを破壊し表面積を増やすという、洗浄剤を効きやすくする工夫が必要なのです。もちろん洗浄剤使用後は洗浄剤を水で洗い流して口腔内に装着する必要があります。

❋ 義歯が壊れる／合わなくなる扱い方

　知らず知らずのうちに、義歯の保全にとって不適切な取り扱い方をしているケースがありますのでご紹介します。

義歯ブラシを使用するときに、歯磨き粉を使って磨いてしまう人がいます。歯磨き粉の多くには「研磨剤」が入っているのですが、その研磨剤が義歯を少しずつ削ってしまうため、せっかく本人の口腔の形に合わせて作った義歯が合わなくなります。ただ、義歯にも茶渋・ステインなどが付きますので、どうしても洗剤を使いたいという場合は、研磨剤の入っていない食器用洗剤の使用をおすすめします。

　また、認知症の人に限らず、台所用塩素系漂白剤に義歯を漬け込んでいる人がたまにいます。台所用塩素系漂白剤を使用すると、義歯のベースとなっているプラスチックが変質して、口腔内で使用できなくなってしまいます。除菌したいときには、かかりつけ歯科に依頼しましょう。歯科では専用の洗浄剤と超音波洗浄を行って清掃することができます。

　義歯を洗うときに、陶器製のシンクに落としてしまうと、義歯がひび割れる原因になります。シンクに水を張るか、洗面器に水を張る、シンクの底にシリコンシートを置くなどで、落としても割れないように工夫して洗うことをおすすめします。

　認知症の人が口腔内で義歯の不具合を感じたとき、思わず外してしまい、ズボンのポケットに入れたり、パンツのウエスト辺りに収納したりすることがあります。そのことを忘れてトイレに行き、うっかりトイレに義歯を流してしまうこともありますし、義歯が入ったままのズボンを洗濯してしまい、歪んで使えなくなってしまうことがあります。口腔内でフィットしていない状態を放置してしまったことが原因です。

　ほかにも、義歯を外して枕元に置き紛失する、外した義歯をティッシュにくるんでおいた結果、ゴミと間違えて捨ててしまう、外した義歯を飼い犬に噛まれる等があります。寝るときには義歯ケースに、起きているときには口腔内に入れておくのが本来の姿です。

　義歯安定剤の使用方法にもコツがあります。顎骨の吸収が高度で、調整しても吸着しないときには、クリームタイプや粉末タイプの安定剤を使用すると噛み心地がよくなります。クリームタイプの塗布の仕方は、テレビのCMのようにたっぷり使用するのではなく、総入れ歯なら凹んでいる歯茎の土手の部分に少量塗り、水をつけた指で平らにならしてから口腔内に入れて、噛む力でしっかり圧着します（図7）。たっぷりつけすぎると食事の味に影響するだけでなく、余計に義歯が合わなくなる事態を招きますので、注意が必要です。

　通院が面倒で、自前の大工道具で義歯を削ってしまう人がいますが、これも合わなくなる原因です。面倒でも歯科通院をしてください。

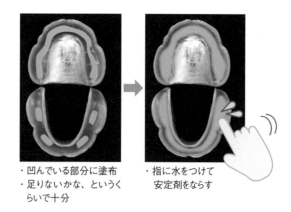

・凹んでいる部分に塗布
・足りないかな、というくらいで十分

・指に水をつけて安定剤をならす

①義歯を口にはめて、しっかり奥歯で噛む
②さらに思いっきり、
　「ウー」（唇を尖らせる）と
　「イー」（口角を横に引っ張る）を数回繰り返す
③もう一度、奥歯でしっかり噛む

図7｜クリーム状義歯安定剤活用のコツ

そもそもなぜ義歯が必要なのか

　歯が部分的に欠損した状態を放置することは、噛む力のバランスが崩れるということを指します。噛む力は食事のときだけでなく、食べていないときや寝ている間にもかかりますので、左右の臼歯部がバランスよく力学的負担を分け合っていない状況では、"食べ物が噛めない"だけでなく、"残りの歯や顎の関節への過負担"も起こります。残っている歯に無理な負担がかかると、歯が倒れ、汚れが取りにくくなり、歯周病はよりいっそう進行し、相次いで歯を失う原因になります（図8）。

　歯が残っていても、上下の歯が全く噛み合っていない状況では下顎の位置が安定せず、その結果、嚥下するときの舌の位置も不安定になり、嚥下の際の喉頭挙上が不十分になりやすく、咽頭残留しやすくなります。欠損部位に適切に義歯を入れることで、力学的負担はバランスよく分散し、咀嚼が可能になるだけでなく、下顎と舌の位置が安定して正常な嚥下にも貢献します。残っている歯のためにも、適切な摂食嚥下のためにも、義歯は必要なのです。

　認知症が進んでも、適切に調整された義歯を使用し続け、最終段階まで好きなものを少しでも食べられるように口腔内を維持することが必要です。一方で、認知症の最終段階で、義歯を外したほうが嚥下反射が出やすい、という時期が訪れますから、そのときは適切なアセスメントをしたうえで、「義歯卒業」とするのがよいと思います。

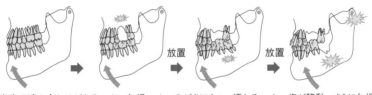

奥歯の噛み合わせがある　➡　欠損　➡　みがきにくい・汚れる　➡　歯が移動・さらに欠損

欠損を放置した結果

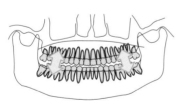

両方の奥歯が噛み合ってバランスが取れている

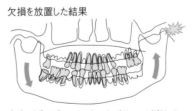

奥歯が噛み合っていないとバランスが崩れる

図8 | 噛み合わせのバランス

引用文献

1) 平成21年厚生労働省老人保健健康増進等事業「認知症高齢者の食行動および支援に関連した課題に関する調査研究」報告書. 東京都健康長寿医療センター研究所（研究代表：平野浩彦）.

認知症の人の口腔環境の特徴は何ですか？

Answer もともとの口腔疾患や治療の痕跡、加齢変化に加えて、本人のセルフケアへの意欲低下や技術低下があり、汚れが落ちにくく炎症を起こしやすい状態になっています。痛みなどの不具合があっても上手に訴えられないケースが多く、専門職と協働した注意深い口腔管理が必要です。

プライベート空間という側面

認知症が少しずつ進行する過程で、口腔のセルフケアだけでなく、生活や身体全般のセルフケアが困難になります。しかし、認知症でもほかの病気でも、基本的な口腔の構造自体に大きな違いはありません。人の口腔内は誰でも、加齢による器質的な変化と、それまでの疾患・治療の痕跡、ライフスタイルを反映した状態となっています。では、何が認知症の人の口腔環境を特徴づけるのでしょうか。

一般的に、口腔内は非常に個人的な空間ですので、成長過程で一度自立してしまえば、歯磨き等のケアを担うのは自分自身です。自立した成人では、恋人・夫婦や親兄弟でも互いの口腔内を詳細に知ることはほとんどありません。そして、要介護状態になって初めて、他人に管理を任せることになります。「要介護状態になって初めて親の口の中を見た」というご家族も珍しくありません。プライベート空間ですから、信頼関係のある相手にだけしか触らせない、という要介護高齢者の人もしばしばいます。

自立している人たちが「口腔のセルフケアが大事である」と認識していられるのは、なぜでしょう。抽象的な時間の概念が根底にあり、"将来、虫歯や歯周病で痛い思いをするのは嫌だな、食べられないのは困るな"という想像をして、"困らないためには口腔内の細菌を定着させないように、今のうちから毎日の口腔ケアで予防をしよう"などと、知識をもとに解決策を案出し、自らの行為に優先順位をつけられるからにほかなりません。清潔に関するセルフケア習慣や疾病予防には、その人が生育の過程で学んだ知識が大きく影響しています。

認知症の進行と口腔セルフケア

では、認知症と診断された人たちには何が起こっているのでしょうか。

認知症と診断される前から徐々に起こっている中核症状は、清潔観念の欠如を招き、全般的なセルフケアへの意欲を低下させます。日常生活行為が部分的に困難になる頃には、口腔のセルフケアへの関心や口腔の清潔観念が抜け落ちていることもあります。本人にとっての口腔セルフケアの重要性が下がり、頑張ってやろうと思っても疲れてしまう、億

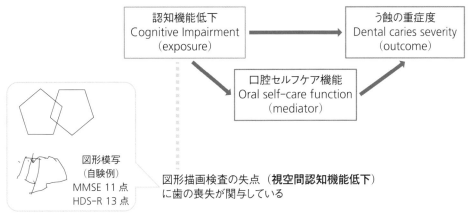

図1 | **認知機能低下により悪化する口腔衛生状態**
(Chen X, Clark JJ, Chen H, Naorungroj S. Cognitive impairment, oral self-care function and dental caries severity in community-dwelling older adults. Gerodontology. 2015 Mar; 32(1): 53-61 および Kaye EK, Valencia A, Baba N, Spiro A 3rd, Dietrich T, Garcia RI. Tooth loss and periodontal disease predict poor cognitive function in older men. J Am Geriatr Soc. 2010 Apr; 58(4): 713-718 より)

劫である、ということも起こります。

また、習慣性行為として自分で歯ブラシを持って歯磨きを行っていたとしても、手先を上手に動かせなくなる症状（上肢や手首、指先の巧緻性の低下）が生じているので、認知症になる前と比較すると精度や上手さは格段に低下してしまいます（図1）[1,2]。

口腔のセルフケアが特に難しい理由のひとつは、自分自身の口腔内を直接見てケアしているわけではない、という点です。口腔のセルフケア行為自体は、"見えない、しかも複雑な部分を口腔内の感覚を頼りに隅から隅まで擦過する行為"であって、磨きながらも"どこからどこまで磨き終わっていて、これからどの歯のどの面を磨くのだ"と即時記憶を駆使しながら計画を立てて行う行為です。こういったことが難しくなると、セルフケアをしていても磨き残しが生じ、口腔環境の悪化につながります[3]。さらに抽象的な概念的思考が障害されてくると、前述の時間軸を逆算した口腔疾病予防の概念が障害されることとなってしまいます[4]。

認知症が中等度に進んでくると、周囲から促しても口腔のセルフケアを行うことが難しくなる時期があります。セルフケアの困難さには、ただ単にセルフケアが上手にできない、というだけでなく、本人にとって"当たり前のことなのに細かく指示されること自体が腹立たしい"という思いもあるかもしれません。とはいえ、本人が少しでもセルフケアを続けることが大事です。"指示だけする"よりは、"お誘い"して「食事の後は必ず洗面所に行って、一緒にセルフケアをする習慣」をつけてもらえるとよいと思います。認知症の人にとっては、理屈よりも"習慣"が大変重要です。

より認知症が進むと、口腔ケアの必要性を理解できない、口腔ケアをしてくれる介助者の意図を察することができないなどの理由で、介助のケアが困難なケースも多く経験します。口腔は大変敏感な組織なので、介助による口腔ケアに恐怖を感じることもあるかもしれません。また、認知症の人それぞれに残っている自立の精神が邪魔することで、介助

を受け入れられないこともあるでしょう。家族に口腔を見られることを嫌がる場合は、口腔のプロ（歯科医師や歯科衛生士）の力をぜひ借りてください。

✱ 口腔の不具合に気づきにくくなる

　介護を経験した家族からよく聞かれるのは、「（認知症の家族の）口のことなんか気にもしていなかったけど、気がついたらボロボロになっていて食事に困るようになった。もっと早く気づけていたら」という想いです。認知症の人は口腔の困りごとを自分で訴えないことから、一緒に暮らしている家族でも、認知症の人の口腔の中の出来事に気づかないことが大変多くあります。

　認知症の人は、口腔の不具合や困りごとに気づいていても、「どこが」「どんなふうに」と表現できないまま、行動していることが多くあります。「食べるときに痛い、その理由は語れない→食事をやめてしまう」「何だかおかしい、その理由は語れない→口に指を入れて触っている」「何だかイライラする、その理由は語れない→口腔ケアしようとするとひどく怒って噛みつく」というようにです。本人にとっては訳のわからない不快症状ですから、口腔の不具合（図2）がBPSDの原因になることもしばしばあります。残念ながら、口腔の異変は放っておいてもよくなることはないので、異変に気づいたら「認知症だから仕方ない」と思わずに、口腔のプロなど医療の力を借りてほしいと思います。

　口腔内は、加齢による器質的な変化と、歯や歯肉のよくない状態の放置があるというだけで、汚れが落ちにくく、炎症の起こりやすい状態になります。認知症で口腔のセルフケアが困難になった際に不潔なまま放置してしまえば、口腔内細菌の増殖が起こり、虫歯や歯周病の痛みによる咀嚼困難だけでなく、咽頭の感染症や顎骨の炎症、肺炎、菌血症などの原因になることもあります[1]（図3）。不潔な口腔によって不快症状となり食べられない

「適切に医療・介護へアクセスできない／していない」
「適切に困ったことを伝えられない」
そのままにしていると……

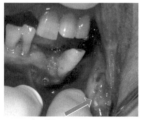

歯が傾いてきたせいで
唇に刺さり大きな傷に！

・食べてくれない
・口腔ケアを拒否する

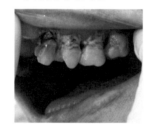

すべての歯が根面う蝕！

・口臭が強い
・口の中によく指を入れている

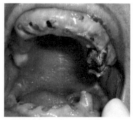

歯冠破折、歯肉に残存歯が
噛み込み、いつも膿んでいる！

・口臭が強い
・噛み込んで出血や排膿

低栄養やひどい感染になってから初めて気づくことも多い

図2｜**口腔の不具合**

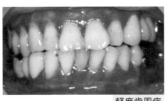
軽度歯周病

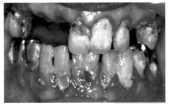
重度歯周病

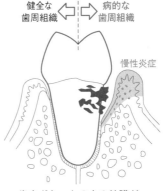
健全な歯周組織 ⇦ ⇨ 病的な歯周組織

慢性炎症

歯肉ポケットの中の粘膜が
ただれている状態！
血行感染による菌血症リスク

図3｜慢性のバイオフィルム感染症：歯周病とは

（Chen X, Clark JJ, Chen H, Naorungroj S.: Cognitive impairment, oral self-care function and dental caries severity in community-dwelling older adults. Gerodontology. 2015 Mar；32(1)：53-61 をもとに作成）

など、認知症の人の生活の質が低下してしまうのです。

　認知症の人の口腔環境は、認知症と診断される数年前から、徐々に変化してきた自分自身の健康に対する興味・関心・セルフケアのスキルによって、長期的に影響されているといえます。認知症の人とコミュニケーションをとりつつ、認知症が軽度のうちから生活リズムの中に口腔ケアの習慣を取り入れて、なるべく健康なお口を保ちましょう。

引用文献

1) Chen X, Clark JJ, Chen H, Naorungroj S.: Cognitive impairment, oral self-care function and dental caries severity in community-dwelling older adults. Gerodontology. 2015 Mar；32(1)：53-61.
2) Kaye EK, Valencia A, Baba N, et al.: Tooth loss and periodontal disease predict poor cognitive function in older men. J Am Geriatr Soc. 2010 Apr；58(4)：713-718.
3) Edahiro A, Okamura T, Motohashi Y, et al.: Severity of Dementia Is Associated with Increased Periodontal Inflamed Surface Area: Home Visit Survey of People with Cognitive Decline Living in the Community. International Journal of Environmental Research and Public Health. 2021；18(22)：11961.
4) 枝広あや子：認知症などをもつ要介護高齢者の口の管理のポイントを教えてください．（特集：高齢者医療での歯科に関する Minimum Skills）Geriatric Medicine. 2015；53(11)：1195-1198.

Q25 認知症の人の口腔ケアに歯科専門職が加わると、どんなメリットがありますか？

Answer ケアチームが歯科専門職と連携していることで、認知症の人の生活の様子を歯科専門職に情報提供すると同時に、日常的な口腔ケアをより適切な方法で行うためのレクチャーをしてもらうことが可能です。

歯科専門職とのなじみの関係の構築

「食べる」という生物の営みは、「食べる物」と「口」があって成り立ちます。どちらが欠けても適切な状態でなくなってしまいます。そして、高齢者の複雑な口腔内の健康を保つためには、時として「日常的な口腔ケア」だけでは不十分です。歯科衛生士による継続的な「専門的口腔清掃」によって、トラブルがあったときの「歯科治療」に備えることができます。認知症の人の「食」を支えるには、歯科専門職と看護、栄養、リハビリテーション、介護の専門職等の有機的なつながりが重要です。

初対面の、進行した認知症の人の世界に入っていこうとするとき、皆さんも、時間をかけて本人と向き合い、よい関係が築けるように努力をするでしょう。人と人との関係の築き方は、介護職でも看護職でも、歯科医師・歯科衛生士でも同じです。認知症の人が、記憶力や理解力の低下があっても、毎日ケアをしてくれている介護担当者には心を開くように、口腔を観察する行為にも「慣れ」や「なじみの関係」が必要です。

口腔は敏感な組織ですから、理解力の低下や強い不安がある認知症の人にとって、急に口腔に"知らない人"の指を入れられることは大変な恐怖であると考えられます。特に口腔の場合、痛みや不快感による混乱が、普段の本人の様子からは考えられないくらいの苛立ちや怒りを引き起こしてしまうこともしばしばあります（その点は認知症ではない人も同じです）。「痛いときだけ歯科にかかる」というスタイルでは、まさに苛立っているときに初対面の人に痛いところを触られる状態になりますので、本人も過剰に怒ってしまいますし、歯科医師も適切な診察ができないままになってしまいます。

混乱してBPSDが強く出現している認知症の人では、口腔の専門家である歯科医師や歯科衛生士でも、初対面で口腔の問題を解決することは困難です。問題が解決しなければ、痛みや不快感を抱えたまま生活することになってしまい、急速な低栄養の引き金になってしまうでしょう。

痛くなくても（できれば軽度のうちから）定期的かつ継続的に歯科受診を行っていれば、口腔への介入に「慣れて」もらえることが多くあります。介護保険の制度上、歯科衛生士だけの訪問を行う仕組みもありますから、同じ歯科衛生士が定期的に顔を見せ、ケアすることによって、本人にとって「知っている人・慣れている人」「いつもと一緒のこと」に

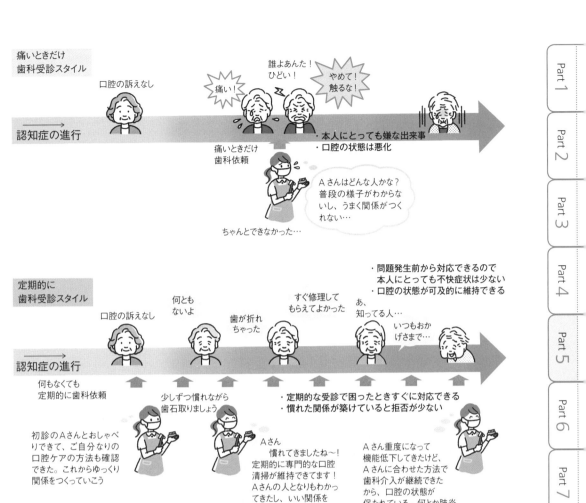

痛いときだけ
歯科受診スタイル

口腔の訴えなし

痛い！

誰よあんた！
ひどい！

やめて！
触るな！

認知症の進行 →

・本人にとっても嫌な出来事
・口腔の状態は悪化

痛いときだけ
歯科依頼

ちゃんとできなかった…

Aさんはどんな人かな？
普段の様子がわからな
いし、うまく関係がつく
れない…

定期的に
歯科受診スタイル

口腔の訴えなし

何とも
ないよ

歯が折れ
ちゃった

すぐ修理して
もらえてよかった

あ、
知ってる人…

いつもおか
げさまで…

・問題発生前から対応できるので
本人にとっても不快症状は少ない
・口腔の状態が可及的に維持できる

認知症の進行 →

何もなくても
定期的に歯科依頼

初診のAさんとおしゃべ
りできて、ご自分なりの
口腔ケアの方法も確認
できた。これからゆっくり
関係をつくっていこう

少しずつ慣れながら
歯石取りましょう

Aさん
慣れてきましたね〜！
定期的に専門的な口腔
清掃が維持できてます！
Aさんの人となりもわかっ
てきたし、いい関係を
つくれてると思う

・定期的な受診で困ったときすぐに対応できる
・慣れた関係が築けていると拒否が少ない

Aさん重度になって
機能低下してきたけど、
Aさんに合わせた方法で
歯科介入が継続できた
から、口腔の状態が
保たれている。何とか肺炎
にならずに食べられていて
よかった

図1 | 定期的なかかわりが豊かな生活につながる

なっていきます。歯科衛生士にとっても、本人の人となりをわかったうえで本人に合わせ
て語りかけ、介入の方法をアレンジすることが可能になります。定期的に専門的口腔清掃
ができるので、口腔環境は保ちやすく、またトラブルにも早く気づけます（図1）。

　また、歯科衛生士だけでも継続的にかかわって本人に慣れていてもらえると、歯科医師
との対面の際に、「私（歯科衛生士）が頼りにしている先生を連れてきたよ、見てもらいま
しょう」といった、"信頼している人の信頼している人"という関係性・雰囲気を形成す
ることができます。継続的な歯科医療とのかかわりによって、口腔に問題が起こったとき
にも無理せず解決できる可能性が高まりますし、本人の生活の質に対するよい効果があり
ます。認知症の本人や家族からは、継続的に歯科受診したことがよかったというコメント
が多く聞かれます（図2）[1]。

Part 1
Part 2
Part 3
Part 4
Part 5
Part 6
Part 7

◆認知症であることを歯科医院に伝えてあるケースで、認知症の症状を理解し、本人の様子に合わせて共感し、**親切丁寧で安心できる言葉かけ**で繰り返し励ましてもらったことや、訪問歯科診療に来てもらったことで**食生活や口腔ケアについてアドバイス**をもらえたことがよかった、と報告された。

◆**定期的な受診で口腔環境を整えることが本人の快適な生活につながった**、との報告もあった。

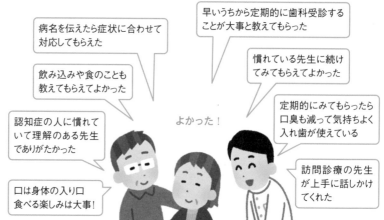

病名を伝えたら症状に合わせて対応してもらえた

飲み込みや食のことも教えてもらえてよかった

認知症の人に慣れていて理解のある先生でありがたかった

口は身体の入り口 食べる楽しみは大事!

早いうちから定期的に歯科受診することが大事と教えてもらった

慣れている先生に続けてみてもらえてよかった

定期的にみてもらったら口臭も減って気持ちよく入れ歯が使えている

訪問診療の先生が上手に話しかけてくれた

よかった!

図2｜本人・家族に聞いた「歯科受診してよかったこと」
(令和2年度厚生労働省老人保健事業推進費等補助金（老人保健健康増進等事業分）「認知症の状況に応じた高齢者の継続的な口腔機能管理等に関する調査研究事業」より)

認知症の人を支援する輪に歯科専門職が入るということ

　介助が必要になった認知症の人の、日常的な口腔ケアを担う人は、本人、同居の家族、介護職、看護師などが多いのではないでしょうか。高齢者の口腔内は、若年者よりも複雑で、汚れが落ちにくく、なかなか衛生的に保ちにくいということは、日常的口腔ケアをされる皆さんがよくご存知でしょう。日常的口腔ケアを行っていても、衛生的に保ちにくい部分は必ずあるので、歯科医師・歯科衛生士が行う専門的口腔清掃で定期的に難しい部分の清掃をしておくと、日常的口腔ケアの効果も上がりやすくなります。

　認知症の人を支援する輪の中に、歯科の専門職が"気軽に話しかけられる"存在として入っているケースでは、認知症の本人だけでなく家族や多職種チームにもよい影響があります。ちょっとした相談ができる関係をつくっておくことで、口腔の健康を保つコツや誤嚥しない安全な姿勢などを教えてもらったり、みんなで検討したりすることができますし、歯科専門職としても認知症の人の人となりや希望などを知ることができます。チームの目標や、認知症の人がどういった生活を望んでいるかを多職種チームで共有することで、本人にとっての望む暮らしに近づける、ということはいうまでもないでしょう。多職種が集まるケース会議でも、口腔の状態や経過なども併せて共有できるので、本人にとっての快適や安全などを検討することができます。

　一方で、口腔ケアのためだけに歯科と連携することを躊躇してしまう人たちもいるでしょう。「どこの歯科が認知症の人を診てくれるかわからないから」と連携できないケースも多くあります。口腔に関する"何かおかしいな"という気づきをそのままにしておくのか、すぐに歯科に相談できるかの違いは、本人の快適な暮らしに直結する課題です（図3）。

　口腔の病態を見つける観察眼を歯科以外の職種がもつのは、なかなか困難なことだと思います。口腔のトラブルは「食」という日々の喜びに直結する課題なので、周囲にいる一

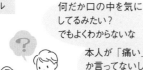

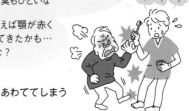

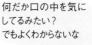

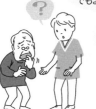

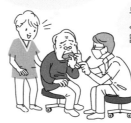

図3 | 早期に専門家へ相談を

人ひとりが、さまざまな方向から観察眼を駆使して生活上の変化に気づき、歯科専門職と共有してください。

　また、毎日の日常的口腔ケアを、介助者の誰か一人が背負って完璧に行うのは大変なことです。その一部でも歯科専門職がお手伝いできますので、ぜひチームに加えてほしいと思います。それぞれの職種には、専門的に知っていることと、専門外で知らないことがあります。互いに尊敬し、徐々にわかり合う努力をしつつ、互いの専門性を発揮しながら、足りないところを補い合うような関係を、時間をかけて作り上げていきましょう。

　認知症の人を診てもらえる歯科医院がわからない場合は、その地域の歯科医師会のホームページを検索してみてください。高齢者の口腔管理について電話窓口が開設されており、紹介を受けることができます。

引用文献

1) 令和2年度厚生労働省老人保健事業推進費等補助金（老人保健健康増進等事業分）「認知症の状況に応じた高齢者の継続的な口腔機能管理等に関する調査研究事業」．

豊かな「食」を支えるケア

　口腔ケアは、認知症の人が合併症で入院して禁食が続く場合や、一時的な経管栄養法によって食べられなくなった場合に、食べる力を取り戻すためのアプローチとしても重要です。さらに、免疫力が低下している認知症の人では、誤嚥性肺炎の予防をはじめ、手術前からの感染予防としても口腔ケアは重要です。なお、口腔ケアにおいては、口腔内環境の清潔を保持するケアという狭義の意味から、多様な意義をもつ包括的ケアとしての広義の意味を再認識することが、豊かな「食」を支えるケアへとつながります。

デリケートなケア

　ヒトの脳において、Penfield & Rasmussen が示す図のように、口腔は感覚野・運動野の約40％という大きな領域を占め、人々の暮らしの中でも重要な役割を担っています。また、口に入った魚の小骨を知覚できるように、口腔は非常に敏感な身体部位です。それゆえに口腔ケアは、デリケートなケアともいえます。

　認知症の人の口腔ケアを行う際の注意事項としては、歯ブラシの唐突な口腔内への挿入が恐怖とならないように、洗面所という場を活用したり、指で口唇周囲を徐々にやさしく

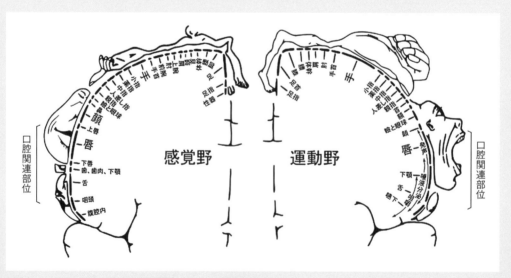

図｜ヒトの大脳皮質の感覚野と運動野に占める口腔関連部位

(Penfield W & Rasmussen T: The Cerebral cortex of man.: A clinical study of localization of function-Macmillan, New York, 1950, p.248.)

触れたりするなど、これから口腔ケアを行うのだということを認知症の人が認識できるような支援を行います。そのうえで、可能な限り認知症の人が自分自身で歯ブラシを持つことやブラッシングすることの支援を行った後に、仕上げの口腔ケアを行うなどの丁寧なケアが望まれます。

認知症の初期から看取り後まで重視されるケア

食事や排泄などの生理的欲求に基づく日常生活動作とは異なり、口腔セルフケアは認知症発症の早期から支援を要します。周囲の人が口腔ケアへの気づきに遅れた場合には、認知症の人は瞬く間に、う蝕、歯周炎、口内炎などの口腔内の炎症を惹起し、そのことが原因で食べられなくなったり、誤嚥性肺炎を発症したりします。一方、周囲の人が口腔ケアを重要視して口腔内の環境を良好に保つことで、最期まで口から食べられることにもつながります。

さらに、エンドオブライフ（EOL）において嚥下反射が消失して経口摂取できなくなった後も、口腔ケアは毎日行う必要があります。人が亡くなると腐敗は口腔から始まるため、生前の口腔ケアが不十分な場合には死後の口臭をもたらすことがあります。認知症の人が最期までおいしく食べ続けるために、そして看取り後も見据えた口腔ケアまで、その多様な意義を認識する必要があります（表）。

表｜認知症の初期から看取り後までを見据えた口腔ケア

時期	口腔ケアの方向性
認知症初期	口腔セルフケアを維持する環境づくり （特に自歯がある場合）
中期～後期	口腔セルフケアから専門的口腔ケアへの段階的移行 （口腔環境の維持・向上）
終末期	口腔環境の整え （最期まで誤嚥性肺炎を起こさずにおいしく食べるために）
臨死期（看取り後）	誤嚥性肺炎の予防と快適な口腔環境 死後の腐敗防止

Part **6**

認知症の人の
「食」を支えるケアの応用

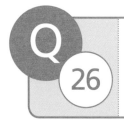

Q26 認知症の原因疾患によって、「食」に関する困りごとはどのように異なるのですか?

Answer 四大認知症にはそれぞれ異なる原因疾患があり、脳の障害部位や進行の違いによって、食事への影響の様相が異なります。原因疾患の病態の違いを念頭において、病態が摂食嚥下機能に及ぼす影響に、個々人の背景因子・支援環境・社会経済的要因などさまざまな要素を加味して、ダイナミックかつ繊細に支援を組み立てることが大事です。

認知症の原因疾患と「食」の困難

認知症の原因疾患は、医学的には100以上あるといわれていますが、なかでも頻度の高い疾患によるものを「四大認知症」と呼ぶことがあります。四大認知症（アルツハイマー型認知症、レビー小体型認知症、前頭側頭型認知症、血管性認知症）は、脳の障害部位や進行の仕方の違いによって、食事への影響の様相が異なります。

四大認知症の食事に関する困難の一般的なイメージを図に示します。

アルツハイマー型認知症では、「食事動作や食事の認知そのものが難しくなり、うまく食事ができない」「食事の仕方がわからなくなってしまう」というイメージです。

レビー小体型認知症では、「幻視や視空間認知障害、パーキンソン症状によってうまく食べられない」「早くから嚥下障害が起こる」というイメージがあります。

前頭側頭型認知症では、食行動の変化が診断根拠のひとつになるくらい特徴的で、「早食いやかき込み食いによって詰め込んでしまい、窒息のリスクがある」というイメージがあります。

血管性認知症では摂食嚥下障害が代表的な症状ですから、「食欲はあっても、むせてしまって上手に飲み込めない」「スプーンが上手に扱えない」などのイメージがありそうです。

これらの違いを踏まえたうえで、食事の困難の解決に向けて検討しましょう。詳しくはQ27〜34で解説します。

摂食嚥下障害の特徴をつかむ視点：病態と経過を読む

高齢者の摂食嚥下障害を考えるときには、その状態が、変性性の病態による変化なのか、何かの病気や手術の後遺症なのか、廃用が中心であるのか、あるいはその合併なのか、という視点が必要です。

一般的に、脳や神経の変性が起こる疾患がある人の摂食嚥下障害は、進行することを前提にして進行の程度に合わせた支援や栄養管理を行うことが必要です。アルツハイマー型

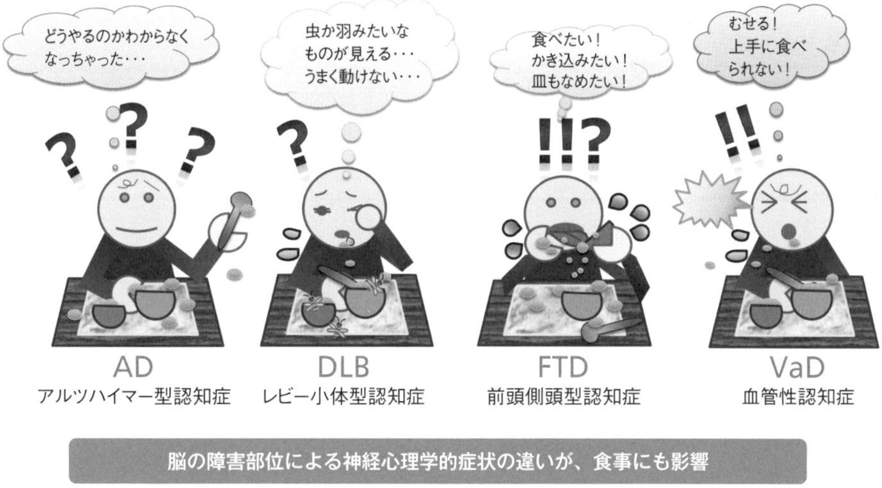
どうやるのかわからなく
なっちゃった・・・
虫か羽みたいな
ものが見える・・・
うまく動けない・・・
食べたい！
かき込みたい！
皿もなめたい！
むせる！
上手に食べ
られない！
AD
アルツハイマー型認知症
DLB
レビー小体型認知症
FTD
前頭側頭型認知症
VaD
血管性認知症
脳の障害部位による神経心理学的症状の違いが、食事にも影響

図｜**認知症の原因疾患ごとに異なる食事に関する困難のイメージ**

（枝広あや子：認知症の人の「食べられない」「食べたくない」解決できるケア―食支援のアイデア集．日総研出版：2016．p.31より）

認知症やレビー小体型認知症、前頭側頭型認知症は、脳の変性が起こる疾患ですから、摂食嚥下障害の出方の違いはあるにせよ、摂食嚥下障害は進行します。適宜、観察・アセスメントと対応を繰り返し、予測して対応し、様子の変化に寄り添うことが求められます。

一方、血管性認知症の場合は、脳血管障害の後遺症としての摂食嚥下障害の特徴と、その後に生じる廃用や神経変性の合併という特徴があります。症状は個人差が大きく、脳血管障害の再発により急激に悪化することがあります。

血管性認知症とアルツハイマー型認知症の混合症例では、まず脳血管障害の後遺症の影響（動作の困難）が食事動作に影響してしまうケースが多く見られます。記憶の障害や理解力の障害、精神運動遅延などがあると、一般的な摂食嚥下リハビリテーションがうまくいかないことも大いにあります。

原因疾患の病態の違いを念頭において認知症の人を観察すると、実際のケアに役立つことが多くあります。いずれにしても、支援する相手の病名だけでなく、どんなときにどんな症状があるのかをよく観察して、支援を組み立てることが大事です。認知症の病態が摂食嚥下機能に及ぼす影響と、それぞれの人の背景因子・支援環境・社会経済的要因などさまざまな要素を加味して、ダイナミックかつ繊細に支援を組み立てることが求められるといえるでしょう。

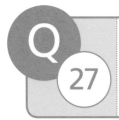

アルツハイマー型認知症の人の 「食」に関する困りごとは何ですか?

Answer アルツハイマー型認知症の特徴のひとつである注意障害と、その影響を受ける実行機能障害によって、適切な行為を起こせなくなってしまうことです。目の前にある食事に対して混乱すると、本来食事中に気にしなくてもいいはずの環境刺激に注意が向いてしまい、食具の正しい使い方ができない、食べ始められないなどの様子になります。

経過を読む視点

アルツハイマー型認知症（Alzheimer's disease 以下、AD）は変性性認知症（脳が徐々に変性していく認知症）ですから、脳の障害は時間とともに進行していきます。初期は海馬や頭頂葉の萎縮から始まり、徐々に大脳皮質全体に萎縮が拡大し、重度の段階では延髄や視床にまで至ります。記憶障害が中心であった症状は、次第に広汎な実行機能障害（さまざまな生活行為の困難）になっていき、最終的には生体維持機能の障害へと移り変わっていきます。最重度のADでは、大脳皮質の萎縮の進行によって徐々に生体維持機能の障害が起こり、嚥下反射、咽頭反射や咳反射などの反射も障害されていきます[1]。

ADの人の経過は比較的似通っていて、"近い将来の姿が予測できる"認知症でもあります。アルツハイマー病の進行に伴い、顕在化する症状の神経基盤は後方皮質領域で、生活環境や周囲の人についての状況認知や見当識障害が悪化し、それに対して疑似的に適応することにより「形骸化現象」（無気力、周囲への興味喪失など、人格が形骸化した様子）などが起きるといわれています[2,3]。具体的には"とりつくろい"のような症状が生じます。

このように、ある程度の社会性が維持されている状態での中核症状の進行は、状況への対応を不完全なものにし、さまざまなBPSD*を起こす引き金になります。

＊BPSD；behavioral and psychological symptoms of dementia　環境や周囲の人々とのかかわりの中で、感情的な反応や行動上の反応が症状として発現すること。認知症の行動・心理症状。

注意障害をひもとく

ADの中核症状のひとつとして、「注意障害（注意機能障害）」の出現が指摘されています。具体的には、認知症の進行とともに、周囲環境（空間、物、人、音声、光や色、感覚など）の各情報を理解し、取捨選択して必要なものだけに注意するといった機能が徐々に低下する症状です。注意機能は「注意の配分」「選択的注意」「持続性注意」の3つがあり[4]、行動統制の機能で知られている前頭葉の関与が指摘されています。

ここでいう「注意」とは広い意味での基本的な注意であって、注意障害が起こった状態

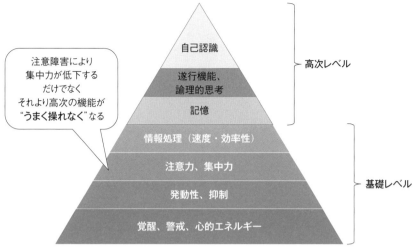

図1 | **神経心理ピラミッドにおける注意障害**

(Yehuda Ben-Yishay. 大橋正洋監修. 立神粧子著：前頭葉機能不全その先の戦略—Rusk通院プログラムと神経心理ピラミッド. 医学書院：2010. p.58-59をもとに作成)

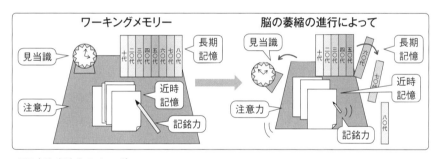

図2 | **注意障害のイメージ**

(枝広あや子：認知症の人の「食べられない」「食べたくない」解決できるケア—食支援のアイデア集. 日総研出版：2016. p.23より)

では、注意機能より高次である判断力、言語機能、記憶機能、実行機能などのすべてが影響を受けるとされています（図1）。

ADの注意障害では、複数の対象や作業に対して、全体の作業が最適に進行するようにその人が持ち合わせている注意力を分配し（注意の配分）、複数の対象物の中から目標とする対象を選び取って注意を向け（選択的注意）、さらに作業が完了するまで持続的に注意を維持する（持続性注意）ことが難しくなります。注意機能を机に見立てると、机そのものが小さくなってしまい、上に載せておいた大事な道具が落ちてしまう、そんなイメージです（図2）。

これらの分配や選択、維持がうまく機能しないことで、たとえば記憶しておくべき対象に出会ったときにもそれを選択して注意を向けられない、または向けた注意の配分が適切でなく、注意が十分に持続せずに途切れているために記憶していない、などという状況が起こります。私たちも、興味のあることは覚えているのに、そうでない情報はすぐに忘れてしまう、何かの説明を受けるときに聞いているようで頭に入っていない、何を聞いたの

か覚えていない、ということがありますから、イメージが湧きやすいのではないでしょうか。

混乱の引き金になる注意機能障害

このような注意機能障害は、少しずつ進行します。周囲の環境において、注意を分配できる対象や振り分けられる注意の量が徐々に減少し、配分量も不適切になっていくのです。こうした中で、たとえば急に住む環境が変わると、「いつも同じだから気にもしていなかった壁紙と天井、家具」が「いつもと違う壁紙と天井、家具」になり、それだけでも何割かの注意が割かれることになってしまいます。

普段と違う状況の一つひとつに対して、無意識に注意が割かれてしまう状況になると、結果的に行動の統制まで注意が行き渡らずに、それまではできていた行為を失敗してしまう事態も起こります。「入院したら、急に認知症が進んでしまって……」というエピソードはしばしば耳にしますが、それは注意の混乱に体調の変化も相まって、本来であればできることができなくなってしまった状況（リロケーションダメージ）ともいえます（参照→Q4）。

さまざまな情報を理解し、取捨選択して必要なものだけに注意する機能の低下は、日常生活行動のすべての基礎となる機能の低下といえます。

認知症の人の食事を観察する視点

本人を取り囲む生活環境や周囲の人などへの状況認知、見当識障害が悪化し、それに対して疑似的に適応する様子は食事場面においても見られます。本来、食事動作のように長い間、毎日行ってきた習慣性動作は、ADでは重度まで保存される動作のひとつです。しかし中等度以上に進行した段階では、注意障害や見当識障害の影響もあって食事にかかわる時間、場所、状況、そして目の前に配膳された食事、スプーンなどの食具への見当識等が障害されるようになります。また、日本における食事に関するマナーなどは、後天的に身に付いた習慣であるため、認知症の進行によって障害されます。

注意障害が進行している状況では、本来食事中に気にしなくていいもの（テーブルの周りの物、テレビの音声、周りの人）にも注意が奪われてしまい、"情報が多いことに混乱し、何をどう使って、どんな行動をしてよいのかわからない状態"になってしまうのです[5]。動作自体を行うことが可能であっても、見当識障害が混乱を引き起こしているので、結果的に実行機能障害が起こります。そうなると、食事を目の前にして不安そうに周囲を見回していたり、スプーンを持ってもすぐに置いてしまったり、手で食べ物を触ったりするなどの"行動の解体""何をしていいのかわからない状態"になります[6]。当の本人も、何だかおかしいと感じてはいるものの、一生懸命とりつくろった結果の行動がこうした食べ方の変化になって現れます。ただ、ADの中等度までは、食べ方の様子に困難があっても、口腔内での食物処理は比較的保存されていることがほとんどです。

ADが重度まで進行してくると、食事中の混乱は、口腔機能低下とも相まって口腔内での食物処理に影響を及ぼします。つまり、口に入れた食事がどのようなかたさで、口の中

でどういった処理をして飲み込むのが適切かを判断することが難しくなります。判断と実行が不適切で口腔内での処理やタイミングがうまくいかず、処理不足のままの食べ物をうっかり飲み込んでしまうと、むせや誤嚥、窒息のリスクもあります。

　観察していると、食事を目の前にして困ってきょろきょろと辺りを見回していたり、食べ物で遊んでいるような様子が見られるかもしれません。そんなとき本人の心の中は、何だか訳がわからない状況になってしまって、どうしていいかわからず、不安でいっぱいかもしれません。いつもの食事の様子と違う行動が生じるようになったら、まず本人にとってわかりやすい状況、見える範囲のものが少なく、注意を向けるものがシンプルな空間に整えて、食事を促してみてください（参照→Q28）。

引用文献

1) Chouinard J, Lavigne E, Villeneuve C: Weight loss, dysphagia and outcome in advanced dementia. Dysphagia. 1988; 13: 151-155.
2) 目黒謙一著：血管性認知症. ワールドプランニング：2008.
3) 池田学編：認知症. 医歯薬出版；2012.
4) 藤田郁代, 関啓子編：標準言語聴覚障害学―高次脳機能障害学. 医学書院；2009. p.134.
5) 枝広あや子：認知症の人の「食べられない」「食べたくない」解決できるケア―食支援のアイデア集. 日総研出版；2016. p.16.
6) Edahiro A, Hirano H, Yamada R, et al.: Factors affecting independence in eating among elderly with Alzheimer's disease. Geriatrics & gerontology international. 2012; 12(3): 481-490.

Part 1
Part 2
Part 3
Part 4
Part 5
Part 6
Part 7

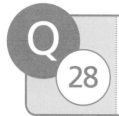

Q28 アルツハイマー型認知症の人の「食」を支えるケアのポイントは何ですか？

Answer　口腔や咽頭の機能は精神状態に大いに影響され、その精神状態は社会的環境や身体的トラブルに強く影響されます。最後の自立機能である"食べる機能"を包括的に支えるためには、疾患の特徴と摂食嚥下障害をよく理解することが重要です。

　「食」の支援は生活の支援ですから、医療モデルではなく生活モデルで考える必要があります。アルツハイマー型認知症（以下、AD）では、複雑な日常生活の情報処理は困難であっても、環境を適切に整えることで、習慣性動作である食行動は保存されやすいといえます。したがって、認知症の人の世界を想像し、本人にとってわかりやすい、混乱させないような誘導、慣れていて落ち着ける環境を提供することが、「食」の支援の成功要因です。

ポイント1：観察と、本人にとってのわかりやすさのサポート

　認知症の「食」の課題は環境に影響されやすいという特徴から、専門的な摂食嚥下機能評価のみならず、多職種による観察評価が適しています。特にADでは、重度までは本人の身体的機能低下が困難課題ではないことがほとんどなので、入院などの環境変化や身体疾患による心理的な要因が検討課題です。「食」の課題を観察し検討する際に、食事や環境など何らかの情報に混乱した結果生じてしまった「BPSDに起因する症状」と、認知症の進行そのものによる「身体機能低下に起因した症状」を区別してアセスメントすることが、支援の要点になります。

　まずは、認知症の人の食べる様子を観察してください。ただし、本人の視界に入ったり、触ったり、話しかけすぎたりすると邪魔な刺激になるので、姿勢や視線の動きなどを離れて観察するのが適切です。また、後方から本人の視界を疑似体験してみると、環境の中の注意をそぐ要因が見えてくることがあります（図1)[1]。アセスメントには食事場面のみならず、睡眠や排泄、座位で

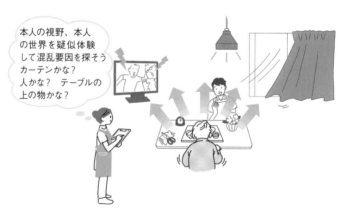

本人の視野、本人の世界を疑似体験して混乱要因を探そう　カーテンかな？　人かな？　テーブルの上の物かな？

図1｜環境調整のために対象者目線で観察
(Editor, Ronald R Watson：Handbook of nutrition in the aged. 4th ed. CRC Press Taylor & Francis Group；2009. p.11.)

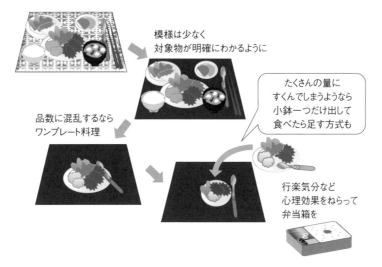

模様は少なく
対象物が明確にわかるように

たくさんの量に
すくんでしまうようなら
小鉢一つだけ出して
食べたら足す方式も

品数に混乱するなら
ワンプレート料理

行楽気分など
心理効果をねらって
弁当箱を

図2｜目の前の食卓の混乱要因を調整
（要介護高齢者の経口摂取支援のための歯科と栄養の連携を推進するための研究（主任研究者：枝広あや子）研究班編：「多職種経口摂取支援チームマニュアル」（平成29年度厚生労働省科学研究費補助金（長寿科学総合研究事業））（Ver.1.2）より）

Part 1
Part 2
Part 3
Part 4
Part 5
Part 6
Part 7

の疲れなど、生活のすべての情報収集が必要です。食事を提供したり声をかけたりする中で、どのような刺激でどのような反応をするかを数日続けて観察してみましょう。

ADの中等度においては、見当識障害や注意障害等による混乱から摂食行為が障害され、別の行動をとってしまうことがあるため、混乱しないような環境調整が摂食行為の自立に効果的です[2]。食卓の周囲の不要な物品を取り除く、模様のないトレイで食べ物と食器の色のコントラストをはっきりさせ、また皿の数が多すぎるなら丼ものにして一品料理にするなど、シンプルにしていく調整で、反応をうかがいましょう（図2）[3]。見える世界を、本人にとってわかりやすくするのがカギといえます。命をつなぐ食事という日常行動について、本人の"わからない""不安だ"を極力なくし、"わかりやすい"を想像してみましょう。

ポイント2：口腔内の食物処理と嚥下のサポート

ADの重度では、神経ネットワークの障害によって、味覚・嗅覚・触覚などの鈍化、反応性の低下、廃用が口腔内での食塊形成を障害し、丸飲み傾向になっていきますが、食事形態・風味・温度の工夫、姿勢保持の支援が効果的です（表1，図3）。実はADでは、この時期の嚥下反射の障害はわずかです。

ADの人が食事の際に誤嚥性肺炎を起こすリスクは、口腔内での食べ物の処理の不具合で、飲み込むべきものの処理がうまくいっていなかったり、嚥下時に"うっかりミス"として呼吸を止めるタイミングと食べ物の通過のスピードが合わなかったり、呼吸を止めたつもりでも気道の閉まり具合が弱かったり、飲み込むための筋力が弱く、飲んだつもりでも食べ物が気道の入り口に残っていることで呼吸再開後に吸い込んでしまう、などといった要因で起こります[4]。

表1｜認知症の人の食べる様子に応じた支援の工夫

＊口を開けようとしない ＊顔をそむける ＊介助者の手を押し返す	・好物の活用 ・食物をすくったスプーンを下唇に触れ、舐めてもらう ・口角や頬を指で軽くトントンと触れる ・本人の手に介助者の手を添えて、食物を口に運ぶ動作を支援（本人が自分で食べているように他動的に体を動かす）
＊いったん口に入れた食物を吐き出す	・送り込み機能が低下していないか？ 　→入れすぎていないか、奥に入れたほうがよいかを検討 ・口腔内（歯や粘膜）の痛みを誘発していないか？ 　→酸味・塩味・辛み・ガサガサ・パサパサは要注意 　→薄味・なめらか・スムーズな食事への変更と歯科治療
＊口にため込んでずっとモゴモゴしている ＊口に入っているのに目を閉じて動かなくなる	・声をかけ、やさしく体に触れて気持ちを食事に戻す ・異なる食感や味覚（甘味・塩味など）、温冷を交互に介助（食事への注意維持＋知覚刺激強化） ・好物や冷たい物で飲み込みやすくする（嚥下反射を誘発） ・下顎を支えた動きの介助や、舌の刺激、嚥下促通手技の活用（嚥下反射を誘発）

残っている機能を活用し集中して食べてもらうために、環境を調整する代償的な方法があります[5]。特に複合要因が影響した摂食嚥下障害をもった高齢者が、最期の時まで安全に楽しく食べるためには、これらの訓練を生活の中に取り入れる工夫が必要です。丸飲み傾向になる時期のADの人には、一度指導をしても食事をしている間に指導内容を忘れてしまうため、介

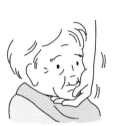

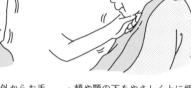

・もぐもぐの動きを外からお手伝い
・舌をシリコンスプーンで刺激するなども反射誘発に有効

・頬や顎の下をやさしく上に押すようにマッサージし、嚥下反射を促す

図3｜口にため込む、飲み込まないときの支援

助者や家族が食事中に声をかけるなど工夫をする必要があり、本人の意欲と、介助者の情熱と理解が実現のカギになります。生活全体の中で、食支援が無理のない範囲で行われるよう専門職の支援も含めてコーディネートする必要があります。

ひと口量過多、丸飲み、詰め込み食べは誤嚥リスクを高めるので、ゆっくり、よく噛んで食べるよう食事中に声をかけることが重要です。ひと口ごとに、嚥下のタイミングを見計らって「ごっくん」などと声をかけることが大事ですが、一方、ずっと「おいしい？これ○○だよ」などと話しかけ続けるのは、注意をそぐ刺激になってしまう可能性があります。

代償方法として食事姿勢の調整も欠かせません。姿勢が崩れず座位が安定していること、足底が接地していることが重要で、食事場面を観察し改善できる点を探します。円背の高齢者でも下顎が座面と平行で、かつ仙骨部にズリ応力がかからないように低反発クッションなどで調整するとよいでしょう（参照→Q12, 13）。

食事前には食事に関連する筋群のリラクセーションを取り入れます。咽頭筋の筋力低下による咽頭収縮不全がある高齢者においては、前頸部が伸び切った姿勢は誤嚥しやすいた

め、飲み込むタイミングでへそを覗き込むように指示し、できるだけ咽頭に力が入るように嚥下する「顎引き嚥下法」を指導すると有効です。嚥下しようとするタイミングで意識的に息を止め、力強く嚥下し、嚥下後に強く息を吐き出す「息こらえ嚥下法」と併用するとより効果が高く、「ごっくん、はー」などの声かけで動作を引き出せるケースであれば、有効でしょう。

ポイント3：本人の機能を引き出し、安全で少量の食を

摂食行動が障害されていても、咀嚼や嚥下機能の低下が軽度であれば、誤嚥リスクは少ないのがADですが、最重度になると次第に咀嚼の協調運動が障害され、リズミカルで複雑な咀嚼の動きが失われ、いずれ嚥下反射の惹起困難が出現します。さらに口腔内での移送が困難になり、ため込み、吐き出しなどの症状が起こります。最重度に至ると嚥下反射が障害され、咽頭期嚥下障害となり誤嚥が起こりやすく、結果として体重減少、免疫力低下が起こります。<u>最重度での嚥下反射惹起遅延に対しては、全量摂取を目指すより、少量でも安全に、食べることを楽しんでもらうことを優先しましょう。</u>

口腔内での食物移送が困難であれば、可及的にスムーズでとろみのある食物形態とし、姿勢をリクライニング位にして、重力を利用して咽頭に送り込む方法もあります。リクライニング位では首が伸び切らないように、枕を入れて、頸部を前屈気味にすると嚥下に比較的有利です。また、介助摂食の際のスプーンテクニックにも誤嚥リスクを避ける方法が考案されています（図4，表2）。介助者は座って、目を合わせ、顔の高さを合わせて、よくスプーンが見えるようにして正面から介助をします。スプーンを引き抜くときに本人の顔が上に向かないようにするのがコツです。この時期はカレースプーンなど大きなスプーンではなく、デザートスプーンサイズでなだらかな形状のもの、木製やシリコンスプーン

■嚥下機能低下への配慮の要点
＊病状に合わせ無理なくできるリハビリテーション
＊嚥下反射を高める食事形態調整・介助の工夫
＊食事体積を減らす（高栄養補助食品の応用）
＊疲労回避
※個々の嚥下機能に適した食形態は「嚥下調整食分類 2021」（日本摂食・嚥下リハビリテーション学会）等を参照

・対象者の口元を観察することにより嚥下のタイミングと介助のタイミングを合わせる
・介助のスプーンは正面から入れ、水平に引き抜く

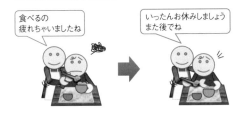

食べるの疲れちゃいましたね

いったんお休みしましょう また後でね

・食事に時間がかかると疲労し、誤嚥・喉頭侵入のリスクが高まる

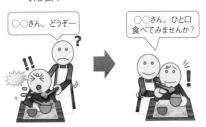

○○さん、どうぞー

○○さん、ひと口食べてみませんか？

・立位の介助ではなく、目線を合わせた座位の介助を

図4｜嚥下機能が低下したときの介助方法の工夫

もよいでしょう。

認知症の長い経過の中で、飲み込まないことの理由が、味覚・嗅覚・触覚などの知覚低下の影響であるケースならば、味のないお粥では嚥下反射が惹起されにくいことがあります。味や風味を強めに付けることや、味の濃いものと味の薄いものを交互に口に運ぶ味覚刺激の活用は、嚥下反射が促進されやすい方法です。温かいものと冷たいものを交互に口に運ぶ方法も感覚刺激の活用になります。

また、口腔内に食べ物が入っていることを認識できないような知覚低下を疑うケースであれば、口腔内をシリコンスプーンで刺激することや、咽頭付近のマッサージを行う

表2｜嚥下機能への配慮の例

1. 食事前の適正な姿勢（ポジショニング）
2. 飲み込みやすい食事形態の選択（冷たいゼリーやとろみ剤の活用など）
3. むせる食品の見直し（味付けや風味を強めに付け、口腔内での認知を高める工夫や、好みの食べ物への変更）
4. 休息と活動のバランスの調整、体力づくりに向けた支援
5. 嚥下体操などのリハビリテーション、血流を促進するような上肢の他動運動
6. 嚥下に集中できるような配慮（飲み込んでいる最中に話しかけない、覚醒レベルに配慮するなど）
7. 本人のペースで食べられるような支援（咀嚼・嚥下の動作と介助のペースを協調させる、嚥下の最中に声をかけない、注意を妨げないタイミングでの声かけ）
8. 飲み込んだことを確認してから次のひと口を介助（大きなスプーンで詰め込まないスプーンテクニック、嚥下機能に合わせたひと口量）
9. 介助者のポジショニングの工夫（麻痺側から介助しない、視空間認知しやすい側から介助する、上方から介助しない、スプーンを引き抜く角度は水平に、介助者との位置関係を調節）
10. テクスチャー、温度や味の変化を活用した交互嚥下（異なる食感・味覚（甘味・塩味など）・温冷の食べ物を交互に介助する）※食事への注意維持＋知覚刺激強化

（要介護高齢者の経口摂取支援のための歯科と栄養の連携を推進するための研究（主任研究者：枝広あや子）研究班編：「多職種経口摂取支援チームマニュアル」（平成29年度厚生労働省科学研究費補助金（長寿科学総合研究事業））より）

ことで嚥下反射が惹起される可能性があります。可及的に食事時間に覚醒を保てるような食前の他動運動（上腕を大きく動かすなど）やマッサージなども有効です（参照→Q21）。

最期のときにおいては、全身衰弱と機能障害だけでなく、生体恒常性の破綻と基本的生体機能の障害が起こっており、たとえ経管栄養で栄養が補給されていたとしても十分な吸収が困難となっていきます。

引用文献

1）Editor, Ronald R Watson: Handbook of nutrition in the aged. 4th ed. CRC Press Taylor & Francis Group; 2009. p.11.
2）枝広あや子：Part3認知症の原因疾患に基づく対策. In：吉田貞夫編：認知症の人の摂食障害—最短トラブルシューティング. 医歯薬出版；2014.
3）要介護高齢者の経口摂取支援のための歯科と栄養の連携を推進するための研究（主任研究者：枝広あや子）研究班編：「多職種経口摂取支援チームマニュアル」（平成29年度厚生労働省科学研究費補助金（長寿科学総合研究事業））（Ver.1.2）
〈https://www.tmghig.jp/research/release/2018/0806.html〉（2022.2.25確認）
4）Suh MK, Kim HH, Na DL: Dysphagia in patients with dementia; Alzheimer versus Vascular. Alzheimer Dis Assoc Disord. 2009; 23: 178-184.
5）日本摂食嚥下リハビリテーション学会医療検討委員会：訓練法のまとめ（2014版）. 日本摂食嚥下リハビリテーション学会誌. 2014；18（1）：55-89.
〈https://www.jsdr.or.jp/wp-content/uploads/file/doc/18-1-p55-89.pdf〉（2022.2.25確認）

レビー小体型認知症の人の「食」に関する困りごとは何ですか？

Q29

Answer レビー小体型認知症は、食事に関して特徴的な臨床症状が見られます。加齢変化に加え認知機能や意識レベルの変動、パーキンソン症状があり、認知機能低下の軽度の時期から摂食嚥下障害が出現しやすく、重度化しやすいことに注意が必要です。

病態を理解する視点

レビー小体型認知症（dementia with Lewy bodies 以下、DLB）は、パーキンソン病に似た特徴をもった認知症です。症状の個人差が大きいことが知られていますが、特徴的な臨床症状があり、食事に関しても特徴的な所見が認められます。臨床現場で日常生活や食事のケアをする場面においては、DLBの人が困っていることを的確にアセスメントしたうえで、さりげなく支援することが重要です。

DLBでは中枢神経系、特に大脳皮質を中心に「レビー小体」が出現した結果、うつ、幻視、認知機能の変動、パーキンソン症状、睡眠時の異常行動（レム睡眠異常）、自律神経症状（起立性低血圧や失禁、便秘など）等の症状が起こるといわれています（図1）[1]。見当識障害や記憶障害が少ない時期でも、後頭葉の視覚野障害等から幻視や誤認、さらには幻聴、体感幻覚が起こる人が多くいます[2]。つまり現実にはないものを見てしまう、感じてしまうことによって、日常生活に混乱が起こるばかりか、家族とのトラブルが起きてしまうこともあります。

認知機能と意識レベルの変動

脳幹網様体の障害による認知機能や意識レベルの変動は、理解力や判断力のよい状態（以下"ON"）と、認知機能の低下した状態（以下"OFF"）が入れ替わる現象を引き起こします。病状の進行とともに"ON"と"OFF"の振り幅が減少し、だんだんはっきりした切り替わりがなくなっていくようなイメージです。

筆者の経験でいうと、精神的な負荷がかかったときに、OFF状態が訪れるような印象をもっています（たとえば家族のことについては普通の会話ができた人が、計算問題をやってもらった途端に"OFF"になったなど）が、ほかにも、時間単位の変動から日単位の変動があるなど、さまざまな報告があります[3]。また、この認知機能の変動は、抗パーキンソン病薬の血中濃度による運動機能の差（wearing-off現象）とは異なる概念と考えられています。

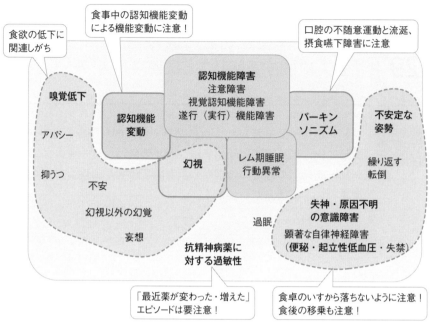

食欲の低下に
関連しがち

食事中の認知機能変動
による機能変動に注意！

口腔の不随意運動と流涎、
摂食嚥下障害に注意

嗅覚低下

認知機能
変動

認知機能障害
注意障害
視覚認知機能障害
遂行（実行）機能障害

パーキン
ソニズム

不安定な
姿勢

アパシー

抑うつ

幻視

レム期睡眠
行動異常

繰り返す
転倒

不安

幻視以外の幻覚

失神・原因不明
の意識障害

妄想

過眠

顕著な自律神経障害
（便秘・起立性低血圧・失禁）

抗精神病薬に
対する過敏性

「最近薬が変わった・増えた」
エピソードは要注意！

食卓のいすから落ちないように注意！
食後の移乗も注意！

（太字は特に「食」に関して留意する症状）

図1｜レビー小体型認知症（DLB）の臨床症状と食に関する留意点

パーキンソン症状

　パーキンソン症状は、神経伝達物質であるドーパミンの量が正常の20％以下になると現れるといわれ、ドーパミン不足による神経伝達物質「サブスタンスP」放出量低下から、筋肉が硬くなる筋固縮（手首などの歯車様固縮など）、姿勢反射障害、振戦、動作緩慢が出現します。その結果、いわゆるパーキンソン歩行と呼ばれるチョコチョコした歩幅の小さい歩き方になり、止まったり方向転換したりするときの、姿勢を整えて重心を移動する動作が難しくなります。このような症状が出始めると、ちょっとよろけただけでも転倒しやすくなってしまいます。DLBでは、パーキンソン病と同じような全身的な運動症状（パーキンソン症状や錐体外路症状と呼ばれる症状）が出現します。抗パーキンソン病薬を治療に使うことは一般的です。

　こうした認知機能の変動と錐体外路症状により日常生活の困難が生じますが、食事の場面でもさまざまな摂食行動の障害の原因になります[4]。幻視が顕著に出現するケースでは、食事を見ても幻視のために食欲が湧かないという例も報告されています。認知機能の低下した状態では摂食行動もうまく引き出せなくなり、比較的早い時期から嚥下障害が起こることが特徴的な所見です。

特徴的な「食」の困難

　一般的には加齢変化（老化）だけでも、食事を口に運び咀嚼して飲み込む一連の動きには集中力が必要になります。DLBの人では、こうした加齢変化に加え認知機能や意識レ

ベルの変動、パーキンソン症状があり、認知機能の低下した状態での咀嚼や嚥下の動きはよりいっそう弱くなるといわれています。

DLBの人の「食」の困難を細かくイメージしてみましょう。

まずパーキンソン症状によって、動作が緩慢になり動きが少なく小さくなります。関節がうまく動かなくなる筋強剛という症状によって、食事の場面で使う首周りや上肢、肘や手首などの可動性が障害されていきます。頸部の進展性や可動性が不良であると、嚥下に必要な咽頭の運動も不十分になります。また筋強剛によって握力や上肢の巧緻性の低下が引き起こされ、"スプーンで器の中の食べ物をすくって、こぼさないように口まで運び、唇で捕食する"一連の動きの協調運動がうまくいかなくなります。結果的に自分で食事をするのに時間がかかり、食事の後半で疲労してしまう原因にもなります（図2）。

その影響は口腔内にも及び、"口の中で食べ物を噛み、やわらかくして嚥下に適した状態にまで処理する"一連の動きにも影響が出ます。特に、食べ物を口の中から喉のほうに送り込むための舌の動きが障害されると、口の中で咀嚼した食べ物がなかなか喉まで到達しなくなります。健常成人であれば咽頭に飲食物等が触れると嚥下反射が起こりますが、DLBの人は「サブスタンスP」の不足や神経の変性によって嚥下反射が起こるのに時間がかかり、うまくタイミングが計れない状態になっています。また「サブスタンスP」放出量の低下により、咽頭反射（嚥下反射や咳反射など）が障害されていきます[5]。同時に咳反射も障害されていきますから、飲み込む準備が整っていない状態で食べ物が咽頭に流れてくると、容易に気道の入り口（喉頭）に垂れ込んで、むせや誤嚥が起こりやすくなります。

さらに全身的な錐体外路症状は筋力低下を起こしますから、嚥下反射がうまく起こったとしても嚥下するために必要な咽頭の筋肉に力が入らず、ひと口の量を飲むのに1回の嚥下では足りず、2回、3回と嚥下を繰り返さなければ、咽頭に残っている残留物をすべて食道に送り込めなくなっていきます。これらの症状が徐々に進んでいくと、一食の量を食

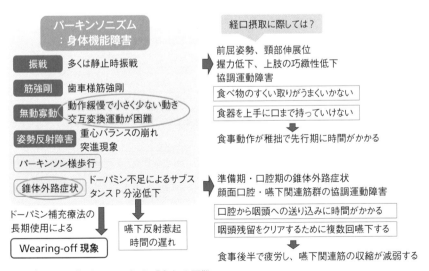

図2｜DLBのパーキンソニズムと「食」の困難

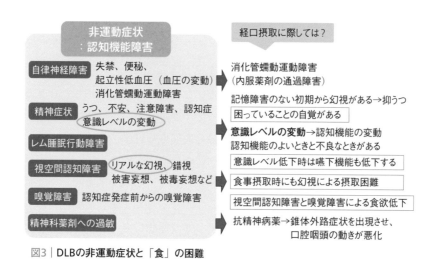

図3 | DLBの非運動症状と「食」の困難

べるために通常の回数よりも多く嚥下しなければいけないわけですから、咀嚼や嚥下に使う筋群が食事の後半で疲労し、よりいっそう上手に飲めなくなります。

　DLB特有の認知機能障害も食事に影響を与えます。食事場面で幻視が邪魔をしてしまうことがあり、ほかにも視空間認知障害（視覚的に把握する空間の認知がゆがんでしまう症状）が出現することで、食器とスプーンの先と自分の口との位置関係や距離感が適切に把握できずに、何もないところを空すくいしたり、スプーンが口に届かず、せっかくすくった食べ物をこぼしてしまうことも見かけます（図3）。またDLBの初期から嗅覚障害が起こるといわれており、食欲不振の原因の可能性も指摘されています。自律神経障害によって体温調節も困難で、便秘も起こりやすく、早い段階から（薬剤よりも）食事内容などで便秘対策をとることが必要です。

　これらの症状のすべてがDLBの人が食事する際の一連の動きを少しずつ障害していくので、認知機能低下の軽度の時期から摂食嚥下障害が出現しやすく重度化しやすいといえます。症状をよく観察し、本人の困っていることを的確にアセスメントすることが支援の始まりです。

引用文献

1）エーザイ株式会社：レビー小体型認知症（DLB）の臨床症状（2017年改訂版）.
　〈https://medical.eisai.jp/products/aricept_topics/article/index06.html〉（2022.2.25確認）
2）平井俊策監修，荒井啓行，浦上克哉，武田雅俊，他編：老年期認知症ナビゲーター．メディカルレビュー社：2006. p.106-107.
3）西川志保，原智美，松井博，他：Lewy小体型痴呆における症状の変動とADLについて．作業療法．1999；18：268.
4）Reilly J, Rodriguez A, Lamy M, et al.: Cognition, language, and clinical pathological features of non-Alzheimer's dementias: an overview. J Commun Disord. 2010; 43(5): 438-452.
5）Shinagawa S, Adachi H, Toyota Y, et al.: Characteristics of eating and swallowing problems in patients who have dementia with Lewy bodies. Int Psychogeriatr. 2009; 21(3): 520-525.

Part 1
Part 2
Part 3
Part 4
Part 5
Part 6
Part 7

Q30 レビー小体型認知症の人の「食」を支えるケアのポイントは何ですか？

Answer レビー小体型認知症は症状の個人差が大きいことが知られており、精神神経症状が強く出ているか、パーキンソン症状のような動作の障害が強く出ているか、という点でも支援のポイントが異なります。食事のケアをする場面においては、本人の特徴をつかみ、困っていることを的確にアセスメントしたうえで、本人の意欲を鑑み、さりげなく、難しいところだけ支援することが重要です。

嗅覚障害と食欲不振

　レビー小体型認知症（以下、DLB）で初期の嗅覚障害があるケースでは、日常生活支援はもちろんですが、食欲不振対策を検討します。食事への意欲を高めるアプローチとして、生活空間の中において食事の支度や手伝いなどを生活に取り入れ雰囲気づくりをすること、また、私たちが感じるよりも多少強めの風味付け（カレー等のスパイシーな香りや、山椒、胡椒など日本古来の風味）を利用するのも、食欲を掻き立てる支援になります。

パーキンソン症状と視空間認知障害による食事動作の困難

　DLBでパーキンソン症状が前面に立っている人の支援を考えてみましょう。まずパーキンソン症状によって、動作が緩慢になり、動きが少なく小さくなり、自ら食事をする意欲があるにもかかわらず、上肢、肘、手首などの巧緻性が低下しているようなステージを想像してみてください。アルツハイマー型認知症よりも早期に出現するといわれている視空間認知障害が出現しているDLBのケースでは、この運動症状と神経心理学症状の複合症状が食事行為の困難を引き起こします。

　食器とスプーンの先と自分の口との位置関係や距離感が適切に把握できずに、何もないところを空すくいしてしまったり、スプーンが口に届かずに、せっかくすくった食べ物をこぼしてしまったりという症状が観察されるかもしれません。このようなときは、自ら食事をとる意欲があることを活かし、できないところだけ少しの支援を行うという発想はいかがでしょう。たとえば姿勢やテーブルの調整はもちろん、介助食器（皿の中の食べ物が把握しやすく、スプーンの動きを誘導しやすいヘリの高さになっているなど）の使用、自助具（手首の回旋運動の制限に合わせた角度のついたスプーン、姿勢の制限や上肢の運動制限があっても飲みやすいような形状のコップなど）への変更などの支援が考えられます（参照→Q12）。また食事を観察しながら、すくいやすい場所に食べ物を寄せてあげることも支援のひとつです（図1）。困難な点をサポートし、本人の食べる意欲を大事にすることが重要です。

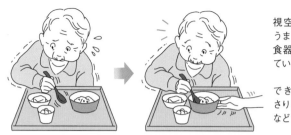

視空間認知障害により、うまく食事をすくえない、食器以外の場所をつついている
↓
できる動きに合わせて、さりげなく皿を移動させるなどで自立を支援する

図1｜DLBの視空間認知障害への対応

パーキンソン症状により口腔咽頭の機能障害が生じるのはQ29のとおりですが、食前に抗パーキンソン病薬を投与することで、食事時間に嚥下反射の改善があるケースもあります。抗パーキンソン病薬の血中濃度が低下している起床時などは（特に嚥下反射が出にくい時間帯ですから）、口腔内に経口薬を入れても嚥下困難ですので、貼付薬や注射薬の応用も検討することがあります。主治医との相談が必要です。

姿勢の保持

全身の筋力低下によって姿勢の保持が困難になっているケースでは、いすの中での左右の不安定さをなくすために骨盤の両側にクッションを入れて安定させましょう（参照→Q13）。また、食事のときの前傾姿勢は想像以上に上肢の重さが体にかかっているので、食事に適した姿勢を保てない（どんどん前傾していってしまう）ものです。このように前傾しすぎているケースでは、両腕の下から体の前に半月形のクッションなどを入れると、前後の姿勢のサポートができるでしょう（図2）。

さらに進行して、頸部の伸展性や可動性が不良となり、嚥下に必要な咽頭の運動も不十分になって、"食べ物をすくって、こぼさないように口まで運んで、唇で捕食する""口の中で食べ物を噛み、やわらかくして嚥下に適した状態にまで処理する"一連の動きの協調運動がうまくいかなくなってしまったケースではどうでしょう。結果的に自分で食事をするのに時間がかかり、食事の後半で疲労してしまうケースです。

飲み込みに使用する筋肉が疲労した状態では、上手に嚥下することが難しく、食事の後半で誤嚥リスクが増すことを考慮して、食事時間を短縮する試みをします。栄養量はそのままに食事の体積を減らすこと、または毎回少量ずつの分食にすることで、自立摂食を維持しながら疲労を回避する支援になります。具体的には、栄養補助

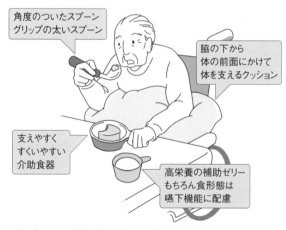

角度のついたスプーン グリップの太いスプーン

脇の下から体の前面にかけて体を支えるクッション

支えやすくすくいやすい介助食器

高栄養の補助ゼリー もちろん食形態は嚥下機能に配慮

図2｜DLBの姿勢保持困難への対応

食品の濃厚栄養ゼリー等が臨床では応用しやすいのではないでしょうか。

意識レベルの変動と摂食嚥下機能

　DLBでは、意識レベルの変動があるといわれ、それにより注意や認知機能の動揺、精神症状の変化があるともいわれます。Q27のモデルと照らし合わせてみましょう。意識レベルが揺らいだ状態では、上に乗っている注意や実行機能（遂行機能）が適切に機能しない可能性が大いにあると考えられます（図3）。

　では、食事の場面で意識レベルが揺らぎ、注意が揺らぐと何が起こるのでしょうか。目の前の料理について、それが一体何を調理したものなのか、どんな舌触りのもので、どんな噛み方で食べれば飲み込みやすいかを適切に判断することが難しいのではないでしょうか。DLBで視空間認知障害が出現しやすいということを考慮すると、よりいっそう視覚的な状況判断が揺らぐでしょう。

　さらには抗パーキンソン病薬の効果が出ている（至適血中濃度である）時間と、効果が出ていない（血中濃度が低下した）時間で体の動きやすさの違いも出現すると、もっと複雑な揺らぎになります。意識レベルの変動は毎日同じではありませんが、2週間くらい観察していると“だいたい午後の○時くらいははっきりしているな”という大まかな様子がつかめることがあります。

　そしてこの揺らぎは、決して判断力や見当識だけの問題ではありません。意識レベルが低下しているとき（OFF）には口腔・咽頭では嚥下反射、咽頭反射や咳反射も低下しているといわれています。食事の途中で意識レベルが低下したときは、一見すると急に動かなくなるので、介助者は「これまで動いていたのに動かなくなった……食事介助して食事を終わらせたほうがいいかもしれない」と思いがちです。しかし意識レベル低下時には嚥下反射等の反射がうまく機能していないことを思い出してください。このとき食事介助をしたとしても、うまくそれに対応できず、咀嚼して飲み込めないばかりか、むせや誤嚥を起こす可能性もあるのです。

　このようなケースは、食事の途中でも、いったん終了し、意識レベルの明瞭なときに間食をしたほうがよいでしょう。時間や1回に食べられる量（体積）を考えると、濃厚栄養食の導入を検討してもいいかもしれません。DLBの人がほとんど反応で

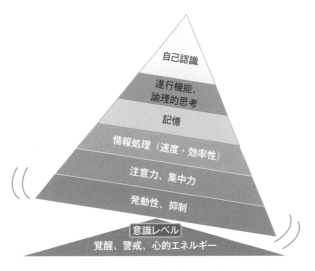

図3｜神経心理ピラミッドにおいて意識レベルが揺らいだモデル

（Yehuda Ben-Yishay, 大橋正洋監修, 立神粧子著：前頭葉機能不全その先の戦略—Rusk通院プログラムと神経心理ピラミッド. 医学書院；2010. p.58-59をもとに作成）

Part 1
Part 2
Part 3
Part 4
Part 5
Part 6
Part 7

きていないのに食事介助し続けると、誤嚥性肺炎の原因にもなります。

　こうした複雑な状況が絡んで、DLBは、アルツハイマー型認知症よりも早期に嚥下障害が出やすいといわれます。楽しく食べる日々の喜びをサポートするためには、食事時間が苦痛の時間になることを避けることが大事です。「食」の困難を引き起こしている運動症状と神経心理学症状の基本的な部分を念頭に、観察してみてください。DLBの人自身で行うことが難しい行為や動作をサポートし、本人の食べる意欲を最大限に引き出すことが重要です。

参考文献

・枝広あや子：認知症の人の「食べられない」「食べたくない」解決できるケア―食支援のアイデア集. 日総研出版；2016.

Part 1

Part 2

Part 3

Part 4

Part 5

Part 6

Part 7

Q 31 前頭側頭型認知症の人の 「食」に関する困りごとは何ですか？

Answer 前頭側頭型認知症では、代表的な症状のひとつに過食や食行動変化の出現があります。病初期では食欲亢進や嗜好の変化が出現し、徐々に食習慣変化、続いて常同的食行動が出現します。詰め込み食いや早食い、丸飲みなどの食行動変化によるむせ、窒息リスクに注意が必要です。

病態を理解する視点

　前頭側頭型認知症（frontotemporal dementia 以下、FTD）は変性性認知症のひとつです。FTDの定義や分類については、いまだ結論が出ない点もありますが、前頭側頭葉変性症（frontotemporal lobar degeneration：FTLD）に含まれ、大脳の前頭葉、側頭葉を中心に萎縮が始まる疾患群のうちのひとつに分類されています。FTLDには、FTD、意味性認知症、進行性非流暢性失語があります。

　FTDは若年発症が多く、進行性の前頭葉・側頭葉前方の萎縮による機能低下から、高度の性格変化、社会性の喪失、注意・判断・実行機能等の能力低下が臨床的な特徴といわれています（図1）。変性性認知症の代表格であるアルツハイマー型認知症（以下、AD）と比較されることの多いFTDですが、症状は対照的です。

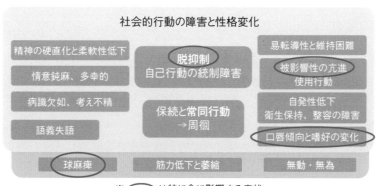

図1｜FTDの特徴と「食」に関する留意点

（枝広あや子：認知症の人の「食べられない」「食べたくない」解決できるケア—食支援のアイデア集. 日総研出版：2016. p.35より）

言語機能

ADでは健忘症状や見当識障害、実行機能障害が主体で、中等度認知症までは言葉による日常のコミュニケーションはあまり不自由しない印象があります。一方でFTDは、言語面では語彙（使いこなせる言葉）数の減少が徐々に出現し、進行すると言葉が出なくなり、ほんの数語の限られた言葉しか使えなくなります。それでも知覚的認知力、空間の見当識、目的動作、記憶は比較的よく保たれることが多く、歩行をはじめ日常生活がある程度可能です[1]。

筆者の経験では、FTDの人は"日本語という言葉を、道具として使いこなせなくなった、制御できなくなった"ような印象を持ちます。つまり自ら考えて発する言葉が減少しても、書いてある文字や漢字は読めたり、歌を覚えていたりすることが特徴的です。FTDでは若年発症が多いこともあり、失語の症状が進行しても身体能力は保たれている人が多くいます。この点もADの人とは異なる部分です。

地誌的見当識と空間認知機能の保存

上記のFTDの臨床的な症状によって、行動の面でもADと異なった様子が現れます。ADではどこかに行きたくて歩き出してしまい、そのうち行き先や帰り方がわからなくなってしまう、いわゆる徘徊という症状があり、それは健忘だけでなく地誌的見当識、空間認知機能低下の関与があるといわれています。

一方、FTDの多くは、どこかに歩いて行ってしまっても戻って来られると指摘されており、このような同じコースをいつも歩く行動は周回（周徊）と呼ばれます。記憶の障害が軽度であることと、地誌的見当識や空間の認知が保たれることが関与しているといわれています。

食行動の変化

またFTDでは、いわゆる「むちゃ食い」や「詰め込み食い」などの食行動変化の出現があります（図2）[2]。こうした過剰な運動行動（脱抑制や食欲過剰）はADに比較して高頻度にみられるため、むしろこれら食行動変化がFTDの臨床的診断特徴のひとつに挙げられるほどです[3]。

食行動変化は、複数の特徴的な神経心理学的症状が複合して現れます。被影響性の亢進（目についたものから影響されやすくなる）や脱抑制（思いつくままに行動してしまう）、口唇傾向（気になったものを口に入れる）などの症状の関与が指摘されています。この点でもADとは異なり、むちゃ食いをしているとしても"食への興味"は保たれ、"食べる"という目的行動は達成されており、"行動変化があっても行動の解体がない"と表現されることもあります[4]。

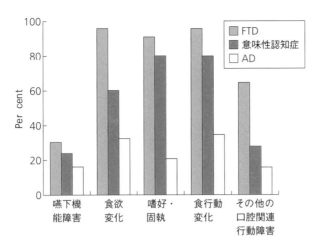

図2｜**FTDおよび意味性認知症の食行動の出現の違い（ADとの比較）**

(Ikeda M, Brown J, Hollond AJ, et al.: Changes in appetite, food preference, and eating habits in frontotemporal dementia and Alzheimer's disease. J Neurol Neurosurg Psychiatry 2002; 73: 371-376 より筆者訳)

✳「食」の特徴と支援の手がかり

FTDの人の食行動は特徴的ですが、進行の経過において、食事のときの様子は、動的な様相（過食、多動など）と静的な様相（無為、無動など）のバランスの変化が現れ、様変わりしていきます。

FTDでは特に過食・暴食・異食など誤嚥・窒息リスクを伴う食行動変化が多いと報告され、病初期では食欲亢進、嗜好の変化が出現し、徐々に食習慣変化、続いて常同的食行動が出現します[5]。常同的食行動とは、決まった食品や料理に対して固執する行動（食習慣変化）で、そこには意味記憶障害が関与している可能性も指摘されています。また、さらに進行すると脱抑制や被影響性の亢進、口唇傾向が出現することが多く、食行動変化（詰め込み食いや早食い、丸飲み）によるむせ、窒息しそうになるなどのエピソードが増えます。この状態をたとえるならば"動的な様相"が出現している段階といえます。

この段階では、"食べるもの"が原因で生活上のトラブルが起きたり、本質的な嚥下機能の障害がなくても、"食べ方"が原因で誤嚥・窒息リスクが生じたりします。特に脱抑制や被影響性の亢進の症状が強く出ている状態であると、スーパーの試食をすべてパクパク食べてしまうなど、目の前の食べ物（他人が手に持っている食べ物でも）をパッと取って食べてしまう等の症状が見られることもあります。しかしそんな時期でも、（特に初期のうちは）状況判断がすべて失われている訳ではないと筆者は考えています。目の前の食べ物をパッと取ってしまう症状がある人でも、食べ物の載った器に蓋やカバーをしたり、ラップをかけてほかの人の名前を大きく書いた紙を貼ったりすると、その行為をコントロールできたというケアの例があります。ただし「禁止」だけではなく、代わりに目につきやすいところに"たくさん食べてもらっても構わない食べ物（例えばキャベツなど）"をつまみやすいように置いておき、注意をそちらに向けることが必要です（図3）。

Part 1
Part 2
Part 3
Part 4
Part 5
Part 6
Part 7

このように、家庭も含め施設やグループホームなどの集団生活において、周囲との関係の中で"やってもらうと困るなあ"と考えられる行為をコントロールするために、"これだったらやってくれても構わない"行為で気を引く（被影響性の亢進の利用）ことがFTDの人の特徴を活用したケアのひとつといえそうです。とはいえ、この方法は本人が受け入れる行為に限ります。

FTDの人の脱抑制と被影響性の亢進にかかわる行動は、生活の中での多種多

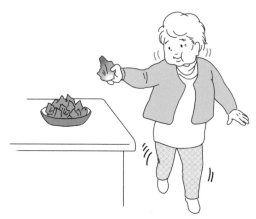

図3｜周徊ルートに「つまんで食べてもよい食べ物」を置いておく

・視界に入った気になるものを思わず手に取ってしまう
・さらに口唇傾向があると、食べ物でなくても口に入れてしまう
・このような傾向を把握して、手に取りそうな物は、手の届かないところに置くなどの工夫が必要

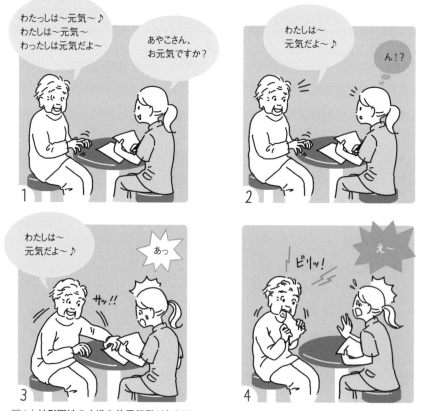

図4｜被影響性の亢進や使用行動があるFTD

（枝広あや子：第2章変性性認知症高齢者への食支援. In：平野浩彦編著：認知症高齢者への食支援と口腔ケア. ワールドプランニング；2014. p.46-47より）

様な場面で現れます。下膳したトレイに残った食べ残しであったり、お客さんに出したお菓子であったり、仏壇の供え物であったり、はたまた冷蔵庫の開け閉めであったり、さまざまなものが目について使用行動をとってしまうことが想定されます（もちろん食べる行為に限らずほかの人の部屋のドアや、ハンガーにかかっているコート、はがれかかった壁紙など、さまざまなものに影響されて使用行動に結びつくと考えられます）。

　いずれも、普段の様子を観察していることで、"アッ！この状況、パッと取って食べちゃうかもしれない"とあらかじめ想定することが可能です（図4）。パッと手に持ったものが食べ物なのか食べ物でないのかを判断できているうちは、異食（非栄養物を食べる行為）は問題にならないと思いますが、いずれその判断がつかなくなる時期が来ますので、歯磨き剤やうがい薬等の異食にも注意が必要になります。進行したFTDの人の異食は、食物に関する意味記憶障害の影響もあるといわれ[6]、"食べるつもりで口に入れた"異食のみならず、"口に入れてなめていたら、結果的に飲み込んでしまった"異食も経験します。

引用文献

1）池田学：前頭側頭型認知症の食行動変化. In：池田学編：専門医のための精神科臨床リュミエール12：前頭側頭型認知症の臨床. 中山書店；2010. p.146-153.
2）Ikeda M, Brown J, Hollond AJ, et al.: Changes in appetite, food preference, and eating habits in frontotemporal dementia and Alzheimer's disease. J Neurol Neurosurg Psychiatry 2002; 73: 371-376.
3）Neary D, Snowden JS, Gustafson L, et al.: Frontotemporal lobar degeneration: a consensus on clinical diagnostic criteria. Neurology. 1998; 51(6): 1546-1554.
4）池田学：前頭側頭型痴呆の臨床症状と現在の治療・ケア（アルツハイマー型痴呆と関連疾患の最新知見：第3部非アルツハイマー型変性痴呆の最近の話題）. 老年精神医学雑誌. 2003；14（増刊号）：45-53.
5）Langmore SE, Olney RK, Lomen-Hoerth C, et al.: Dysphagia in patients with frontotemporal lobar dementia, Arch Neurol. 2007; 64(1): 58-62.
6）織田辰郎：前頭側頭葉変性症（FTLD）の診断と治療：前頭側頭型認知症・意味性認知症・進行性非流暢性失語. 弘文堂；2008. p.18-24.

参考文献

・枝広あや子：第2章変性性認知症高齢者への食支援. In：平野浩彦編著：認知症高齢者への食支援と口腔ケア. ワールドプランニング；2014. p.27-50.

Part 1
Part 2
Part 3
Part 4
Part 5
Part 6
Part 7

前頭側頭型認知症の人の「食」を支えるケアのポイントは何ですか？

Answer 言葉の障害や行動の変化が顕著な前頭側頭型認知症ですが、神経心理学的特徴を把握することで支援しやすくなるものと考えられます。食事の様子以外にも本人の行動を観察・アセスメントし、被影響性の亢進や保続などの症状を活かして安全な「食」を支援することが重要です。

特徴を活かす支援

　前頭側頭型認知症（以下、FTD）は若年発症が多く、会話が困難になってからも知覚や運動機能、視空間認知機能、手続記憶が保たれ、歩行をはじめ日常生活行動がある程度までは可能です。若年発症の認知症の人は、初期では一見して元気そうなので、さまざまな生活上の困難に対応するための行動が、周囲には不思議に見えて、混乱し、悩んでしまうことも多々あると思います。

　会話が可能な初期の段階で、地誌的見当識や空間認知機能が保たれているという報告は多くあります。一方で、本人の生活からかけ離れている内容の事象ほど失語の症状や意味記憶障害が順次現れてくるため、慣れた作業や手順にこだわって常同的に行うようになるのではないか、という見方があるようです[1]。

　たとえば、たまにしか食べないような鰻は食べない（失語の症状により、鰻の存在がすっかり頭から消えてしまったので、たとえ鰻重を目の前に出されたとしても食べない）が、毎週のように妻が作る鯖の味噌煮なら食べられる、などというエピソードも聞かれます。高頻度に触れていて慣れているものは安心だと思ってもらえる可能性があります。それぞれの事象と本人との距離感が、常同的な行動の背景を探るカギになるのかもしれません。

　比較的高頻度に聞かれるのが、進行したFTDの人でも「なじみの関係」をつくることができる、というエピソードです。皆さんにも、認知症の人と担当のケアスタッフとのなじみの関係によって、支援がうまくいった、という経験があるのではないでしょうか。会話によるコミュニケーションが困難なFTDの人でも、なじみのスタッフの名札の漢字を読んで、覚えていることがあります。

　筆者の経験では、どう話しかけても返答してもらえないFTDの人が、大好物のおせんべいを食べたい夜中にだけ、なじみのスタッフに「○○さん、おせんべいちょうだい」と言うと聞き、驚いた経験があります（普段はひと言も発しないのに！）。この人の場合は、自発語はこのひと言だけでしたが、本人にとって必要な言葉を残して頭の中から言葉が消えていってしまうFTDの人にとっては、スタッフが胸につけている名札はいつも変わらず読むことができて、いつも見える範囲にいてくれて、本人の安心につながったのかもしれ

ません。なじみのスタッフの簡単な指示や言葉・ジェスチャー等の視覚的な誘導で支援することが効果的であるようです。

行動変化の観察・アセスメントをケアに活かす

FTDの人の行動変化に関しては、観察的なアセスメントが重要で、"いつ" "どんな刺激で" "何をしたのか" を集積して行動のパターンを推察し、ケアに活かす方法が提案されます。また、常同行動を利用して適応的な習慣に定着させるケアも提案されています。その際、FTDの人に維持されている手続記憶を利用しつつ、失敗のないように段階づけを行うことが重要です。脱抑制の症状のために一つの作業を継続して行えず、どこかに行ってしまうような人であれば、たとえば、雑音や刺激のない環境を設定し、脱抑制の対象になるものを付近から取り除くなど、環境整備・調整による支援が有効です。

逆に注意転導性の亢進を利用すると、こんなケア方法があります。易怒性の亢進で興奮が見られた際に、その場とは無関係な新奇な刺激を与えると、興奮の対象から比較的容易に注意をそらせることに成功することもある、という逆転の発想です。FTDは進行性の変性性認知症なので、経過の中で日常生活行動パターンの変化が起こってきます。そのつどケアに活かせる特徴を見出す必要がありそうです。

誤嚥と異食のケア

動的な様相が出現していて、誤嚥や窒息リスクがある状態のケアを考えてみましょう（図）[2]。

"詰め込み食い" で窒息リスクがある場面は、自分で食べるひと口量（スプーンの上に載る分量）や、食べるスピードをコントロールできない、またスピードが速すぎて咀嚼できずに丸飲みしてしまう状態と考えられます。窒息リスクの回避のためには、ペースをコントロールすることが必要ですね。しかし、こういった脱抑制の症状が出ている人に対して "よく噛んでゆっくり食べて" と言い聞かせることはあまり効果的ではありません。なぜならば、そういった症状の出る進行段階のFTDの人の多くは失語が進行している可能性があるためです。

したがって、これらの行為があっても危険を少なくするように誘導してみてはいかがでしょうか。スプーンを使用できているなら、カレースプーンのような大きいサイズのスプーンからサイズダウンして少し小さめのスプーンにする、という方法もあります。それが効果的に影響すれば、ひと口の量が小さくなります。一方で、本人がスプーンを使うことがもどかしくなってしまって、器から直接 "流し込み食い" をしてしまうケースもあるかもしれません。お皿をつかんで口に流し込むように食べる（丸飲みする）状態や、スプーンを使わず手づかみで食べる状態であれば、ひと口分ずつ小皿に取り分けて、わんこそばのように "飲んだら渡す" ようにしてペースのコントロールをする方法もあります。

また、咀嚼しないで丸飲みしてしまうことが窒息リスクの原因になるのであれば、いっそのこと丸飲みしても窒息リスクの少ない食形態にしてしまったほうがリスクを回避でき

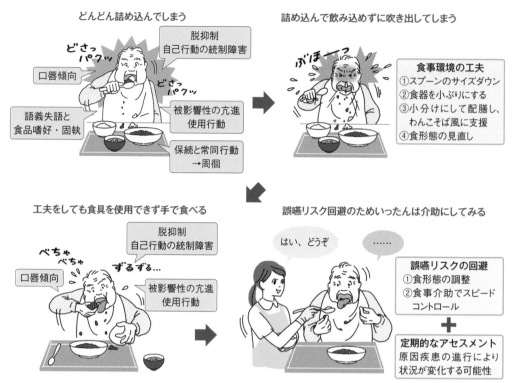

図 被影響性の亢進や使用行動があるFTD

（枝広あや子：第2章精神疾患悪化による摂食嚥下障害の特徴とその支援：In：髙橋清美，戸原玄編：精神疾患の摂食嚥下障害ケア．医歯薬出版；2014．p.10より一部改変）

るケースもあります。ただ、本人が咀嚼できそうな歯や口腔の状態であるのに、脱抑制の症状によって食形態を落とさなければならないことは、支援をする私たちにとっても残念なことです。

　重要なことは、FTDの場合は病気の進行により脱抑制の症状が穏やかになる時期がある、ということです。いったんはリスク回避のために食形態を落とした（または食事介助することにした）けれども、半年くらい経過してから再度、食形態や介助の仕方についてアセスメントする必要があることを、ケアチームで申し合わせておいてください。

　もちろん"咀嚼トレーニング"をしてみるという作戦もあります。これは、FTDの人が食べている目の前で、慣れ親しんだ職員が「噛んで噛んで噛んで……」「もぐもぐもぐもぐ……」と言いながら咀嚼のジェスチャーをして気を引く、という作戦です。こういった"繰り返し表現"での誘導もまた、被影響性や保続を活用したケアですが、毎日続けることで本人がうまくこのケアにつられてくれるようになれば、咀嚼回数を増やすことができ、丸飲みの改善につながったという報告もあります。

　手に取ったものが食べ物であるかどうかの判断がつかないうちに口に入れてしまう状況（口唇傾向）、しゃぶっているうちにうっかり飲んでしまって結果的に異食になってしまう状況にも注意が必要です。目にした物が食べ物なのか食べ物でないかの判断がつかなくなるのは、過食や脱抑制が出現する時期より少し経過してからであるといわれています。時

期の差があるということは、予測が可能であるということですから、食べ物ではないものを口に入れる様子が見られたら、身の回りの届くところにある物の整理が必要でしょう。

　さらに進行すると、自発性の低下が進んで脱抑制が目立たなくなり、無為に過ごす時間が増えます。食事の場面でも嚥下せずに長い間もぐもぐと噛み続け、場合によっては次の食事まで噛み続けることもあるといわれます[3]。さらに、より重度に進行すると飲み込みの反射にも影響が出て、口腔内に食事が入っても、送り込み等の動きが起こりにくくなり、食事のため込みが見られ誤嚥リスクはより高まります。長い間口に食べ物を入れたままで嚥下をしない場面では、コップの水を飲むよう促すことで水と一緒に飲めることもあります。重度での咽頭期嚥下障害は、筋萎縮性側索硬化症の嚥下障害（球麻痺症状）に似た症状になることも知られており[4]、適切に摂食嚥下機能評価を行い、水分にとろみをつけるなども検討しなければなりません。

引用文献
1）織田辰郎：前頭側頭葉変性症（FTLD）の診断と治療：前頭側頭型認知症・意味性認知症・進行性非流暢性失語. 弘文堂；2008. p.18-24.
2）枝広あや子：第2章精神疾患悪化による摂食嚥下障害の特徴とその支援：In：髙橋清美, 戸原玄編：精神疾患の摂食嚥下障害ケア. 医歯薬出版；2014. p.5-12.
3）繁信和恵, 池田学：特集認知症の長期ケアにおける進歩—前頭側頭葉変性症のケア. 老年精神医学雑誌. 2005；16（10）：1120-1126.
4）市川博雄：認知症を伴う筋萎縮性側索硬化症. 昭和医雑誌. 2009；69（1）：7-13.

Part 1
Part 2
Part 3
Part 4
Part 5
Part 6
Part 7

Q33 血管性認知症の人の「食」に関する困りごとは何ですか？

Answer 血管性認知症の人は、脳血管障害の後遺症による機能障害が、「脳のネットワーク」を妨げています。動きづらさがあることで廃用性萎縮は進行しやすく、また自分の体をうまくコントロールできないことが、「食」の困りごとに影響します。

経過を読む視点

血管性認知症（vascular dementia 以下、VaD）は脳血管障害の後遺症の症状の影響が大きく、それが食事の困難にも影響します。VaDの人にも記憶の障害や遂行（実行）機能障害は現れますが、出方はアルツハイマー型認知症とは少し違います（図1）。

VaDは"脳血管障害と認知症に因果関係が認められる"のがひとつの診断基準ですので、きっかけは脳血管障害です。高血圧や動脈硬化など、脳血管障害のリスクになる病態が、その引き金になります。症状が安定してからの経過は緩やかで、加齢変化や廃用性萎縮などが症状を修飾して経過します。ただし、もともともっている脳血管障害のリスクとなる病気の管理がうまくいっていないと、再び別の脳血管障害が起こるケースがあります。新たな巣症状（障害が起こった脳の病巣局在に応じた症状）が出現することで（図2）、臨床的には急激な症状悪化や認知機能低下が起こることになり、再発を繰り返すことで"階段状に悪化していく"イメージとしてとらえることができます。脳卒中の再発や後遺症の程度は予測困難ですので、すでに出現した症状に対して対症的な対応をとることになります。

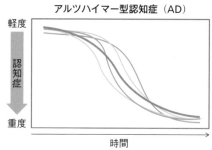
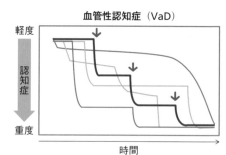

図1｜認知症進行の経時的推移の多様性

（枝広あや子：認知症の人の「食べられない」「食べたくない」解決できるケア―食支援のアイデア集. 日総研出版；2016. p.37より）

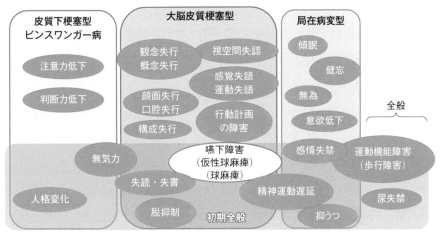

図2│脳損傷の起こった部位に応じた高次脳機能障害に起因する臨床症状（巣症状）

　顕在化するVaDの症状の神経基盤は、脳の障害部位によって、多くが「前方型、皮質下型」で、症状としては表出障害が主体です。たとえば、会話（コミュニケーション）には参加しているものの、その流れには不完全にしか適応できず、感情失禁（興奮しやすくなり感情が不安定になる）などの感情障害を伴いやすくなることがあります。

　筆者の印象では、理解力があるVaDの人でも、考えるスピードが非常にゆっくりになっていることで、コミュニケーションが難しくなっているケースがあるように思います。何人かで話していると、話題がほかの内容に移ってから、VaDの人から数分前に話していた内容に対するコメントが聞かれることもあります。

ネットワークをイメージする視点

　実際に臨床現場でVaDの人を支援する際には、病巣局在だけでなく、脳全体のネットワークをイメージする視点が必要です。皮質下病変では、大脳内のネットワークを構成する神経線維の障害によって、ネットワークを形成する"つながり"がうまくいかず、実行機能を担う前頭葉が障害されていなくても、結果的に実行機能障害が生じます。

　VaDの人の場合、こういったネットワークの障害があっても、必ずしも記憶障害や理解力障害があるとは限りません。それゆえVaDの人の"うまく動けなくてはがゆい"心情や、"脳血管障害によって意欲低下や覚醒維持困難がある"症状に配慮しながら、困難になってしまった機能をさりげなくサポートする支援方法を考えることが必要です。

VaDの摂食嚥下障害

　VaDで摂食嚥下機能の障害が起きるかどうかは、病巣局在が関与しています。大脳皮質領域の梗塞によって発症するVaDでは、特に病巣が両側に存在するケースで、摂食嚥下機能をコントロールする神経ネットワークの両側性障害（偽性球麻痺）により、摂食嚥下機能障害を認めることがあります[1]。

また、大脳基底核に生じた皮質下病変では、黒質-線条体のドーパミン移送低下が生じる結果、神経伝達物質サブスタンスPの合成が障害され、結果的に嚥下反射や咳嗽反射の低下が起こるといわれています。ラクナ梗塞やビンスワンガー病は皮質下血管性認知症（SVD）といわれ、病巣局在に応じて錘体路障害やパーキンソニズム、歩行障害、仮性球麻痺（嚥下障害）に加え、実行機能や判断力の障害が主体の認知症、意欲低下、抑うつが起こります。

食事を観察する視点

　VaDの「食」の困難の特徴は、表出障害と摂食嚥下障害（運動機能障害）によります[1]。たとえば、嚥下機能障害と食べ物を口に運ぶスピードのコントロールが困難である人が、食欲が旺盛なとき、食べ物にむせながらもどんどん口に運んでしまうので、よりいっそう呼吸と嚥下の協調運動ができずに激しくむせながら食事することとなってしまいます。運動のコントロールがうまくできないために、咀嚼や食塊形成（口腔内での食物処理）が不十分な状態で、丸飲みしてしまう事態も起こります。

　また、認知機能障害が軽度のVaDの人は、食事場面において困っていることを自分から表現してくれることがあります。自験例ではこんな様子がありました。とろみ付き極きざみ食を食べているVaDの人で、太いグリップのスプーンが用意されているのに使用せず、食器をつかんで口に流し込んで食べています。「スプーンを使わないのですか」と聞いてみたところ、喉に水分がたまったようなガラガラ声で「使えるけどうまくいかないんだ、面倒くさいんだもん」と答えてくれたことがあります。

　認知機能障害が見られない脳血管障害後遺症の人であれば、リハビリテーションによる機能の代償が可能とも考えられますが、認知症のある脳血管障害後遺症の人で実行機能障害があるケースでは、リハビリテーションによる代償もなかなか困難です。本人も自身の体をコントロールできないことに困惑し、腹立たしく思いながら生活しているのです。

　VaDの摂食嚥下障害は、脳卒中急性期において最も症状が重く多様ですが、おおむね数カ月後には症状が安定してくるので、急性期に60〜70％出現していた摂食嚥下障害は、慢性期には30％程度にまで減少するともいわれています。症状が安定してからの経過は加齢変化や廃用性萎縮などが摂食嚥下機能低下に影響します。

　脳血管障害が繰り返されることで、段階的に摂食嚥下機能低下が起こる可能性もあります。新たな脳血管障害が起こらずに長期経過をたどっているケースでは、加齢変化と廃用性萎縮の修飾による口腔機能の低下や嚥下機能低下、全身的な予備力の低下などがゆっくり進んでいく経過をたどります。最終段階は、誤嚥性肺炎の予防を行いながら可及的に食を楽しんでいただくことを重視します。

引用文献

1) Suh MK, Kim HH, Na DL: Dysphagia in patients with dementia; Alzheimer versus Vascular. Alzheimer Dis Assoc Disord. 2009; 23: 178-184.

血管性認知症の人の
「食」を支えるケアのポイントは何ですか？

Answer 本人の様子を観察し、どのような運動機能障害や視空間認知障害等があるのかを把握したうえで、残った機能に働きかけることが大事です。本人のもどかしさ、悔しさにも目を向け、本人の希望や意欲をなるべく汲んだ方法を提案し、クッションや自助具の活用も試してみましょう。

観察・アセスメントが重要

　血管性認知症（以下、VaD）の人が食事をする場面では、Q33で述べた「ネットワークの障害」があることで、覚醒して、視覚・嗅覚などから食事を認知して判断し、どうやって食べるかの行動計画を立て、体を動かして実行に移し、状況に合わせて効率的な動きを調整するという一連の動作の、一部または全部がうまくできなくなる症状が起こります。

　診断名や薬剤などの医学情報、発熱や肺炎所見、脱水、体重減少など、現在の口腔内所見やこれまでの生活歴をあらかじめ確認しておきましょう。食べているときには、集中できる環境かどうか、リラックスして飲み込みやすい姿勢になっているか、排泄を我慢していたり体がかゆい／痛いなど気になることがないか、食具が本人にとって適切か、表情（噛みにくそう／丸飲みしていそう）、食べるペース、飲み込んだ後の声の変化（水分がゴボゴボしているようなかすれ声でないか）、食べながらむせたり、吹き出したり、呼吸が苦しそうな様子がないか、食後にむせることがないか、鼻から出てくることはないかなどを注意深く観察します。

　たとえば、飲み込んだ後の声の変化やむせ、呼吸切迫があるときは、摂食嚥下機能評価（検査）を行う必要があります（参照→Q15）。摂食嚥下機能障害は、楽しい「食」だけでなく命にかかわる課題なので、適切に検査を受けることをおすすめします。

運動機能障害を代償する方法

　摂食嚥下機能の中でも嚥下反射や口腔咽頭の運動機能が障害されやすいVaDでは、運動機能障害の代償を中心に「食」のケアを組み立てます。口腔咽頭の機能障害や上肢の機能障害があることを本人が十分に認識していないケースもあり、そのことが「食」のケア上の課題になることもあります。

　たとえば、本人が「常食形態でなければ食べない」と言い、形態調整食を拒否しているが、常食では誤嚥リスクがあるというケースです。自身の機能低下に対する不安は、抑うつや社会的引きこもり、生活の質の低下に影響します[1]。本人に機能障害を無理に受け入れさせるような指示的な言い方よりも、本人の"やりたいけれどうまくいかない"もどか

しさ、悔しさに目を向け、本人の希望や意欲をなるべく汲んだ方法を提案すること、"ゆっくり練習しましょう" と希望をもってもらえるような心理的な配慮も必要です。

　難しい手術や本人にとって難しいリハビリテーションについては他の成書に譲り、本書ではVaDの人への生活指導としての食事指導を紹介します。生活の中で、シンプルかつ費用対効果の高い方法を工夫したいものです。

❶姿勢調整

　姿勢保持や運動機能に障害があるVaDの人や廃用性萎縮の生じている高齢者にとって、食事中の姿勢（ポジショニング）は非常に重要です（図1）。食べている場面の観察が直接できない場合には、同居家族に食事場面の動画撮影をしてもらうなど工夫するとよいでしょう。

　まず、座面の奥までしっかり座り（座面の前のほうだけに座らない）、姿勢が崩れず座位が安定していること、足底が接地していることを確認します。円背の高齢者でも下顎が座面と平行で、かつ仙骨部にズリ応力がかからないように低反発クッションなどで調整します。小柄な人では車いすと骨盤の間（左右）にスペースができて体が安定せず、車いすのままで食事しようとすると姿勢が崩れやすいので、ビーズクッションなどで骨盤の両側のスペースを埋めるのが効果的です。本来、車いすは食事のために作られたものではないので、できれば食事のときは食卓のいすに座り直してもらうことをおすすめします。

　片側麻痺の場合は、麻痺側の腕や足の重さで姿勢が傾いてしまい、体の偏った緊張を起こすことから、食事の際によくない影響があります（図2）。麻痺側がしっかりと支えられるように脇からクッションで支え、麻痺側の足も滑らないように工夫して足底を接地させ、緊張を緩和することが重要

姿勢や机との位置関係がよくないと
①食事がよく見えない
②うまくつかめない、こぼす
③飲み込みにくい
などの原因になる

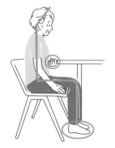

【ポイント】
・安定する座位またはリクライニング位
・肘を直角に置けるテーブルの高さ
・テーブルとの間はこぶしひとつ分
・足の裏を接地させる
・クッションの活用
・滑り止めの活用

図1 ｜ 食事姿勢の調節

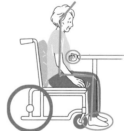
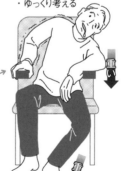

・反応は遅い
・ゆっくり考える

・左顔面は弛緩気味
・左口角が弛緩気味

・左半側空間無視
・いつも右に注意が向く
・左に注意が行きにくい（左刺激があれば少しは見るがすぐ右に戻る）

麻痺側の重みで体幹は左に傾く

・左手は麻痺で軽く屈曲している
・左腕はやっと手すりに乗っている程度
・徐々に重力でずれていく

・右手で頑張って体を支えている（偏った緊張）
・頸部にまで緊張が影響
・嚥下機能への影響

いすの座面からお尻がずり落ちそう

・右足はしっかり接地

・左足は力が入らず投げ出している

図2 ｜ 左側麻痺の人の食事に不利な姿勢

です（図3, 4）。

　テーブルの高さは腕を置いて肘が直角に曲がる程度がよく、本人とテーブルの間は拳ひとつ分くらいのスペースがあるのがベストです。いすやテーブルの機能上、調整できないときは、クッションや座布団、足台を使って調整します。

❷体の準備

　VaDに限らず、不活発状態の高齢者は筋繊維の線維化が生じ拘縮しやすくなります。頸部の柔軟性を維持し嚥下時に最大限の機能を発揮させるために、食事前のリラクセーションやマッサージが有効です。

　食事前に上肢や口腔顔面を動かす体操があり、

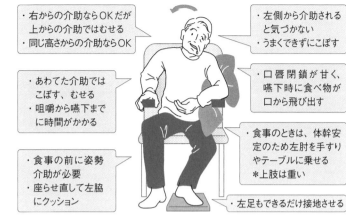

- ・右からの介助ならOKだが上からの介助ではむせる
- ・同じ高さからの介助ならOK
- ・あわてた介助ではこぼす、むせる
- ・咀嚼から嚥下までに時間がかかる
- ・食事の前に姿勢介助が必要
- ・座らせ直して左脇にクッション
- ・左側から介助されると気づかない
- ・うまくできずにこぼす
- ・口唇閉鎖が甘く、嚥下時に食べ物が口から飛び出す
- ・食事のときは、体幹安定のため左肘を手すりやテーブルに乗せる ＊上肢は重い
- ・左足もできるだけ接地させる

図3｜左側麻痺の人の姿勢調節の例①

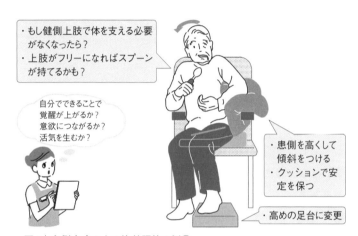

- ・もし健側上肢で体を支える必要がなくなったら？
- ・上肢がフリーになればスプーンが持てるかも？
- 自分でできることで覚醒が上がるか？意欲につながるか？活気を生むか？
- ・患側を高くして傾斜をつける
- ・クッションで安定を保つ
- ・高めの足台に変更

図4｜左側麻痺の人の姿勢調節の例②

一般的に「口腔体操」と呼ばれています。また、「嚥下体操」といって、舌の突出や伸展を繰り返し舌圧および嚥下圧を高めるトレーニング[2]などもあります（参照→Q21）。これらはサルコペニア（加齢や疾患による筋力減少）に起因する咽頭期嚥下障害に有効とされており、医学的根拠がある動きが含まれているため、意識的かつ努力的に行うと効果が高まります。Shaker exercise＊（シャキア　エクササイズ）は、ある程度理解力と意欲のある人に提案し、継続的にやってもらうと嚥下関連筋の筋力向上につながることがわかっています[3]。

＊シャキアエクササイズとは、あお向けに寝た姿勢から、肩を床につけたままへそを見るように頭を起こすトレーニング。

❸嚥下法

　片側麻痺のあるVaDの人では、摂食嚥下機能検査で麻痺側の食道入口部開大不全により食物が喉頭内侵入していることが確認されたならば、患側に頭部を回旋し健側に傾斜することで、健側の梨状窩に食塊を通すようにする「一側嚥下法」が有効です[4]。また、咽頭筋の筋力低下による咽頭収縮不全（喉に力がかからない）がある高齢者において、前頸部が伸び切った姿勢は誤嚥しやすいため、飲み込むタイミングでへそをのぞき込むように指

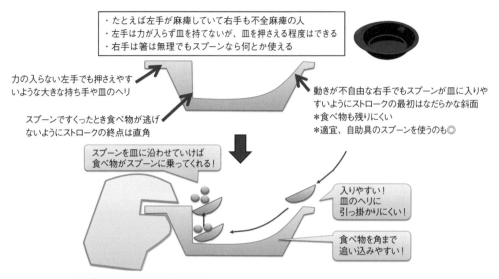

・たとえば左手が麻痺していて右手も不全麻痺の人
・左手は力が入らず皿を持てないが、皿を押さえる程度はできる
・右手は箸は無理でもスプーンなら何とか使える

力の入らない左手でも押さえやすいような大きな持ち手や皿のヘリ

スプーンですくったとき食べ物が逃げないようにストロークの終点は直角

動きが不自由な右手でもスプーンが皿に入りやすいようにストロークの最初はなだらかな斜面
＊食べ物も残りにくい
＊適宜、自助具のスプーンを使うのも◎

スプーンを皿に沿わせていけば食べ物がスプーンに乗ってくれる！

入りやすい！皿のヘリに引っ掛かりにくい！

食べ物を角まで追い込みやすい！

図5｜介助食器の置き方のコツ

示し、咽頭に力が入るように嚥下する「顎引き嚥下法」を指導するとよいでしょう。嚥下しようとするタイミングで意識的に息を止め、力強く嚥下し、嚥下後に強く息を吐き出す「息こらえ嚥下法」と併用すると、より効果的です。

しかしながら、VaDはじめ認知機能低下のある人では、食事をしている間に指導内容を忘れてしまうため、介助者が毎回、声をかけるなど、継続的にできる支援を工夫する必要があります。

❹食事準備と食事中の注意

食事のテクスチャーは、食事時に評価しながら調整する必要があります。また、家族による食形態調整が困難であれば市販の形態調整食（スマイルケア食などの表記があるもの）を活用すると負担が少なくなります。本人の意欲を高めるため、自分の力で食べるための介助食器も活用します（図5）。利き手交換や握力低下に対応した自助具、動きの障害に対応した介助食器などが発売されているので試してみましょう（参照→Q12）。

ひと口量過多、早食い、丸飲み、詰め込み食いは誤嚥リスクを高めるので、ゆっくりよく噛んで食べるよう食事中に声をかけることが重要です。また、介助摂食の際のスプーンテクニックにも誤嚥リスクを避ける方法が考案されています（参照→Q35）。食後は逆流防止のためすぐに横にならず、2時間くらいは座位を保つのが大事です。

視空間認知障害や注意障害を代償する環境調整

VaDでも注意機能低下が起こります。食卓に余計な注意を引くものがある"情報過多な環境"は、摂食嚥下に集中できず嚥下のタイミングがずれるなどで誤嚥リスクが高まります。テレビを消し、食卓を片づけ、リラックスできる空間調整に配慮し、照明により食事に注意が向くようにします。

また、脳血管障害後遺症（特に右半球損傷）では視空間認知障害が左側に出やすいといわ

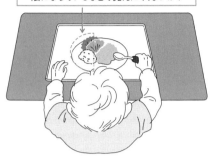

・動作の障害を環境調整で解消できるか？
・視空間認知機能はどうだろうか？
・片側だけ残っていたりしないか？
・陰になっているなどで見えにくくないか？

図6 ｜ 観察アセスメントは真上から

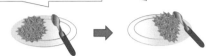

**自分ですくうことができるが
視空間認知障害があるケース**
・ひとつの食器からのみ食べ続ける？
・すべての食事を認知できず食べ残す？

配膳の工夫

①本人が注意を向けられ
る場所に配膳
＊半側空間失認であれば、
食べ物を片側半分残す
ことがある

②半分残っているよう
なら食器を180度回
すなどしてすくいや
すいように誘導する

図7 ｜ 視空間認知障害への支援

Part 1
Part 2
Part 3
Part 4
Part 5
Part 6
Part 7

れています[5]。左側に注意が向かないと、食事の左側だけ食べ残してしまうこともあります（図6）。いつも片側だけ食べ残しているようなら、タイミングを見計らって皿を回したり、食具ですくえる場所に食べ物を寄せるなどして、自分で食べ続けてもらうことが大事です（図7）。白内障や特定の色が判別しにくい状態、視空間認知障害等があるならば、色柄がなくシンプルな食器やランチョンマットにする、食事が視認しやすいよう皿と食べ物の色のコントラストをつけるなど、配膳のときに工夫します。

摂食嚥下障害があっても、親しい人と経口摂取を安全に楽しみ、生きる喜びを見出すためには、本人の要因だけでなく環境因子のコントロールがとても重要です。

引用文献

1) Ney DM, Weiss JM, Kind AJ, et al.: Senescent swallowing: impact, strategies, and interventions. Nutr Clin Pract. 2009; Jun-Jul; 24(3): 395-413. doi: 10.1177/0884533609332005.
2) Robbins J, Gangnon RE, Theis SM, et al.: The effects of lingual exercise on swallowing in older adults. J Am Geriatr Soc. 2005; 53(9): 1483-1489.
3) Shaker R, Easterling C, Kern M, et al.: Rehabilitation of swallowing by exercise in tube-fed patients with pharyngeal dysphagia secondary to abnormal UES opening. Gastroenterology. 2002; 122(5): 1314-1321.
4) 日本摂食嚥下リハビリテーション学会医療検討委員会：訓練法のまとめ（2014版）．日本摂食嚥下リハビリテーション学会誌．2014；18(1)：55-89.
〈https://www.jsdr.or.jp/wp-content/uploads/file/doc/18-1-p55-89.pdf〉（2022.2.25確認）
5) Anderson, B.: A mathematical model of line bisection behaviour in neglect. Brain. 1996; 119: 841-850.

参考文献

・枝広あや子：認知症の人の「食べられない」「食べたくない」解決できるケア─食支援のアイデア集．日総研出版；2016.

最重度／終末期の認知症の人の「食」を支えるケアはどのように行うのですか？

Answer 最重度では送り込みや咽頭レベルでの嚥下障害が生じます。安全に嚥下できること、誤嚥性肺炎を生じないよう口腔環境を清潔に保つことに、特に注意を払います。長期にわたって食べる機能が低下してきた終末期では、無理に全量摂取にこだわらず、本人の食べられるものを食べられる量だけ摂取してもらうことを重視しましょう。

送り込みの障害：広義の嚥下障害

認知症が重度になると嚥下機能の低下が見られ、それに関連したケアが必要になります。人生の最期を穏やかに過ごせるかどうかにかかわるので、食事中のむせがある頃から対応することが大事です。

自立摂食でも介助摂食でも、噛んで（もしくは押しつぶして）から送り込んで飲み込むタイミングと、次の食べ物を取り込むために開口するタイミングがずれると、呼吸と嚥下、口腔咽頭でつくる圧力がうまくかけられず、誤嚥してしまうことがあります。特に変性性認知症の人の嚥下障害は、口腔内での送り込みに時間がかかり広義の嚥下障害が起こることが多いのですが、口腔内の様子は実際の食事場面では見えません。医師や歯科医師に嚥下造影検査や嚥下内視鏡検査をしてもらえる場合は、ぜひお願いしましょう。これらの検査では、「誤嚥しているかどうか」の所見そのものを判定することも重要ですが、それ以上に「これからどういう食形態であれば嚥下可能か、どういう姿勢であれば誤嚥リスクが少ないか」を探すことが大切です。

とはいえ、認知症の人の場合、嚥下の検査をする病院までの移動が困難であったり、検査の意図が理解できずにうまく対応できなかったりして、検査を的確に行えるとは限りません（まだまだ一般的ではないかもしれません）。そうした中でひとつの目安になるのが「食べ物を口腔に入れてから嚥下するまでの時間」です。聴診器がなくても、喉元（のどぼとけの脇辺り）にそっと触れると、嚥下のときにのどぼとけが上下するのがわかります（図1）。まず自分の喉や健常成人である同僚の喉などを触ってみ

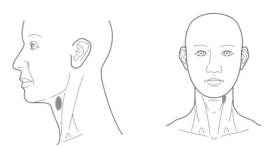

のどぼとけの脇で、斜めに走る筋肉（胸鎖乳突筋）の前の柔らかいところを、そっと触りながら水を飲んだり、食べ物を食べたりしてみましょう。飲み込むタイミングで喉頭が上下することがわかります。固形物では食べ物の流れる感じがわかるかもしれません。

図1｜のどぼとけの横を触ってみよう

ましょう。嚥下する食べ物が食道を通り過ぎていく感覚がわかるでしょうか。次に、食事の邪魔をしない程度に認知症の人に試してみてください。食べ物が口腔に入ってから嚥下するまでの時間は、食べる物の形態、咀嚼機能、舌機能によって大きく変わり、若年者と高齢者、元気な認知症の人と嚥下障害がある認知症の人でも違うことが、感覚的にもわかってくるでしょう。

ため込むとき、口を開けないとき

口を開けないときは、処理できていない食物が口腔内に残っている可能性があります。重度認知症では、介助者がスプーンで次々と口に運ぶペースに合わせて飲み込むことはできなくなります。スプーンが口元に来ることで、口の中の食べ物が処理しきれていなくても反射的に開口してしまう重度認知症の人にはよく遭遇しますが、そこで嚥下を確認せずにどんどん詰め込んでしまうと、嚥下反射が引き出せなくなることも少なくありません。私たちも、食べ物を頬張りすぎると飲み込めなくなり、出したくなるものです。

食べ物を口腔に入れてから嚥下までの時間が長く、ため込んでしまうようであれば、頬や喉元のマッサージなどで嚥下を促し、口に入っているものを嚥下し終わったことを確認してから次のひと口を運ぶなどの介助を行います[1]。もし、詰め込みすぎて本人が口にため込んだまま困っている（目で訴えている！）ようであれば、窒息のリスクを回避するためいったん口から食べ物を出して、呼吸を落ち着かせる必要があります。詰め込みすぎでどうしようもなくなっているときは、往々にして開口困難ですが、下を向くようにしてもらい唇を横に引っ張りそっと歯列と頬の間をぬぐってあげると、顎の力が抜けて開口できるようになります[2]。

消化機能が低下し、一回の食事で食べられる量（体積）が減少している場合、健常高齢者が一日3食に分けている一日量を、一日5食などに分食して、少しずつ提供すれば摂取できることがあります。また栄養補助食品などの応用により、栄養量を維持し食事の体積を減らす対応で逆流・嘔吐などのリスクを減じられるケースもあります。

咀嚼と嚥下の様子の観察：顔をよく見る

誤嚥させない食事ケアとは、「飲み込む様子を確認しながら口に運ぶことができる食事ケア」でもあります[3]。重度認知症の人の、一見"咀嚼しているかのような口の動き"でも、不随意運動が出ているだけで嚥下に結びつく舌の動きではないことを多く経験します。"もぐもぐ動いて"いても、適切に処理しきれていないことが多く、より注意深い観察によって嚥下できているかを見定めることが重要です。

認知症の人の口に1スプーン入れた後、その顔を観察せずに食器に目を移してしまう介助者を見かけますが、食器よりも顔や口元・喉元の観察をすることが大事です。認知症の人の顔の観察では、飲み込むタイミングで口元に力が入る様子（特にえくぼの位置がきゅっと引っ込み、力が入った様子がわかります）や、うなずくように顎を引いて喉に力をかける様子が観察されます。嚥下を確認してから、次のひと口を運びましょう。

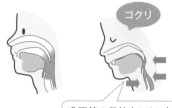

咽頭クリアランスがよい状態とは

嚥下筋の収縮力により中咽頭をピタッとくっつけて陰圧形成する力がかかる

主に中咽頭を閉鎖して、圧力をかけて食塊を中咽頭から食道に送り込むことができる

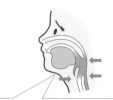

咽頭クリアランスが不良な状態とは

嚥下の瞬間に嚥下筋群が収縮しても、収縮力が弱いためにピタッとくっつかず隙間が空いてしまう

嚥下筋群の収縮力が弱く、咽頭挙上や食道入口部開大が不十分。食塊貯留につながる状態

図2 | 咽頭クリアランス

嚥下のタイミングで「ゴクリ」という音が出ることもありますが、必ずしも耳で聞こえる音ではありません。要介護高齢者では、大きな「ゴクリ」という嚥下音は空気を一緒に飲み込んでしまったときによく聞こえますので、大きな「ゴクリ」がよい嚥下ではないということも知っておきましょう。咽頭クリアランス（図2）が不良であることが多いですから、本人の顎を引いて「うなずき嚥下」の姿勢になるようサポートしましょう。喉元を手でサポートして、咽頭のスペースを物理的に支持することも有効です。

最重度のときの食事介助の工夫

介助摂食が必要な人では、環境調整以外にも、介助者が少し気をつけるだけで食べやすく、誤嚥しにくくなる工夫があります。

❶介助者と認知症の人の位置関係

互いの正面で向き合って介助する方法もありますが、認知症の人に視空間認知障害がある場合は、介助者は本人が認知しやすい側で介助を行います。机の角を利用するような90度の位置関係に座ったほうが介助するほうもやりやすく、嚥下の様子も観察しやすいでしょう。90度の位置関係であれば、介助者のスプーンを持っていないほうの手で認知症の人の肩などにボディタッチできますし、姿勢維持の補助も可能です（図3）。

❷覚醒状態への配慮

一連の食べる行為に覚醒は欠かせません。食べ物を口に入れる前に必ず覚醒してもらいましょう。重度認知症の人では開眼していても覚醒状態が低下しているケースが多くあります。肩や腕から首や顔にかけてマッサージを行い、しなやかに動かせるようにストレッチと運動の促通を行って覚醒レベルを上げます（運動の前の準備体操です）（参照→Q39）。食前に口腔ケアを行うことは、口腔内の組織の準備体操になりますし、汚れも取れ、覚醒にも効果的で一石三鳥です。

食事が開始してからも、よく声をかけ、動きが止まるようならボディタッチしたり肩や顔をなでたりして覚醒と注意を維持するよう配慮します。

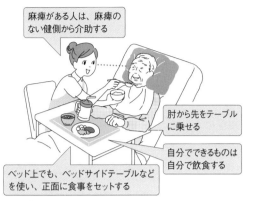

麻痺がある人は、麻痺のない健側から介助する

肘から先をテーブルに乗せる

自分でできるものは自分で飲食する

ベッド上でも、ベッドサイドテーブルなどを使い、正面に食事をセットする

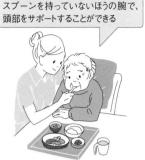

クッションだけでは、首の角度が一定しないとき、90度の位置関係では、スプーンを持っていないほうの腕で、頭部をサポートすることができる

図3｜90度の位置関係

Part 1
Part 2
Part 3
Part 4
Part 5
Part 6
Part 7

❸食事の認知への配慮

今は食事時間で、これから食べるのだ、ということが認知できるよう工夫します。もちろん、言葉がけや、視覚的に食べ物を指し示して「これはほうれん草のお浸しですよ」などと簡単な説明をすることも重要です。リクライニングの姿勢の人では、顔と食卓との距離がありますから、開眼していても視覚的に把握できないことがあります。香りのある食べ物を顔の前に近づけて見せたり、匂いを嗅いでもらうと、より認知が高まります。

❹スプーンテクニック

小さめの、口当たりのよい浅いスプーンがおすすめです。シリコンスプーンや木でできたスプーンを使うこともあります。舌や口唇の力が弱い人では、スプーンにすりきりの量だと捕食しにくいので、すりきり＋αくらいにします。山盛りではいけません。

スプーンは斜めから入れるのではなく、認知症の人の正面から真っすぐに入れます。スプーンを引き抜く方向も、口腔に対して真っすぐに引き抜きます。スプーンを上に引き上げると顎が上がってしまうのでいけません。

スプーンを口に近づけたとき、舌を出して自ら近づいてきてくれる人であればよいのですが、スプーンを迎えに来られなくても大きく開口してくれれば、舌の上にスプーンを置き、口を閉じるときに引き抜きます。なかなか開口できない場合は、（ため込んでいなければ）下唇にスプーンを当ててとんとんと刺激すると開口してくれることがあります。口腔顔面失行によって開口できない場合は、介助者が大きく開口する顔を見せて、模倣してもらうようにすると開口できることがあります。

口腔内での食物認知がしにくい人には、食物認知を高める点と、嚥下をスムーズにして咽頭残留を少なくする目的で「交互嚥下」が有効です。風味や味の強い食べ物と、味の薄い食べ物を交互に、また温かい食べ物と冷たい食べ物を交互に介助を行うと、口腔内での食物認知に効果的です。口腔内や咽頭に食渣が残留しがちですから、お茶ゼリーや水分ゼリーを最後に飲んでもらいましょう。

呼吸状態の確認

呼吸の様子は、安全な嚥下にとって非常に重要なポイントです。聴診器があれば、ぜひ嚥下時に喉元を聴診してみましょう（図4）。まずは自分の喉で試して、それから認知症の人の喉の音と聞き比べてみてください（何度もやるうちに、聴診器がなくても、のどぼとけの脇に指を添えているだけで嚥下時の喉の動きがわかるようになります）。健常な成人であれば気道の入り口に何かが付着しただけでもむせますが、加齢変化や認知症で咽頭感覚が弱っていると、少しの刺激ではむせないケースもあります。

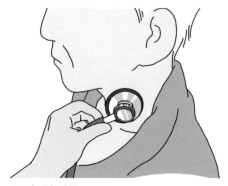

図4｜頸部聴診
①図1で示した部分に聴診器を当て、咀嚼から嚥下までを聴取する
②嚥下後に「ハア」と息を吐いてもらい、残留音（水泡音）を確認する

むせ（喀出反射）とは、呼吸器を異物から守る反射ですが、それがうまく起こらない状態では異物が気道まで垂れ込んでしまい、"むせないのに呼吸が乱れる"呼吸切迫状態になります。これは嚥下反射が起こりにくい認知症重度の人によく見られ、嚥下してから低い声でうなる（絞り出すように「うんんんん……」とうなる）、浅い呼吸で苦しそうにするなどの様子でわかります。食事中にこのような様子になったら、無理をしないで食事を中止する判断も必要です。

パルスオキシメーター（指先に付けて、動脈血中の酸素飽和度を計測する機械）があれば、ため込み、むせ、呼吸の乱れ、持続的な発熱などで気になる人に使ってみましょう。加齢や重度認知症そのものでも経皮的酸素飽和度（SpO_2）は低下しますし、手が冷たく血行が悪いケースでは、手を揉んだり腕や肘を曲げ伸ばししたりしないとパルスオキシメーターが反応しないこともあります。呼吸器疾患（過去に結核だった、喘息があるなど）で、平常時からSpO_2が低下した状態で暮らしている人もいます。これらのことを念頭においたうえで、気になる所見がある認知症の人に使用する際は食前から装着し、普段の状態、食事中、食後のSpO_2の差を確認しましょう。

唾液誤嚥によって呼吸状態の変化がある際は、喉の「ゼロゼロ」という音（湿性嗄声）があり、食前の状態からSpO_2が低下しています。むせもないのに食事によってSpO_2の低下がある場合は、不顕性誤嚥が強く疑われ、医師や歯科医師に相談して経口摂取の維持に向けた検討を行う必要があります。

認知症最重度でも誤嚥性肺炎を起こさないために

口の中に食べ物を入れても数回押しつぶす程度で動きが止まってしまう、または飲み込まないときは、覚醒レベルの低下がある、口腔内の感覚が弱く食べ物が口腔に入っていることを認識できていない、口腔をうまく動かせない、などが考えられます。

覚醒レベルの低下があるときは、嚥下反射や喀出反射も低下しているため、食事は無理

をしないほうがよいでしょう。認知症によって口腔内の感覚も鈍化しますから、覚醒していても、その人の口腔にとって食物の刺激が弱すぎると咀嚼様の動きが出ないことがあります。

　義歯も自分の歯もない人では、軟らかいシリコンスプーンを口腔に入れ、舌を刺激するなどの方法もあります。また温度の差や味の差をつけた食べ物を交互に介助して感覚を呼び起こす工夫も効果があります。下唇を温かいスプーンで触れたり、注意を引く甘い好物を下唇に乗せたり、ゼリーなど食感が異なり嚥下しやすい食べ物を少しだけ口腔内に入れると、口腔内の押しつぶしから嚥下までの動きを再開することがあります[4]。ゼリーなどの体温と違う温度（温かい／冷たい）が、感覚刺激を誘発しやすいといわれます。

　また、姿勢への配慮も重要です。頭部が前屈している場合は、リクライニングの車いすに座り傾斜を30度くらいに調整して、体温との温度差を付けたとろみ付きのミキサー食などを食べてもらうと、重力で口腔から咽頭に流れ込んで、喉の反射を利用することができます。そのような工夫をしても嚥下が困難な場合は、嚥下反射が認知症によって障害されてしまったともいえます。この状態で無理をして食事をさせようとすると、誤嚥してもむせもしないので、誤嚥に気づきにくく、肺炎リスクが非常に高くなります。特に覚醒状態が不良で嚥下反射が起こらないようであれば、経口摂取は中止し、覚醒状態のよい時間帯に濃厚栄養食を、本人が食べられる量だけ食べてもらうようにします。

　認知症最重度／終末期の段階では、楽しいはずの食事時間が肺炎を起こす苦しい時間にならないように、「本人のできる範囲の食を、安全に行うこと」を重視します。肺炎はとても苦しいことですから、本人のcomfortを重視することが大事です。

　臨死期の「食」のケアについては**Q7**も参考にしてください。

引用文献

1）Volicer L.: Tube feeding in alzheimer's disease is avoidable. The Journal of Nutrition, Health & Aging. 1998; 2(2): 122-123.
2）枝広あや子：特集 介護力向上のための食事ケア：認知症に伴う食べる機能の障害を支えるケア～拒食・異食・嚥下障害をどうする～．介護福祉．2015；No.97：61-69.
3）枝広あや子：多職種連携で行う認知症の人の誤嚥性肺炎予防：1.誤嚥性肺炎を起こさない安全な食事介助．認知症介護．2015；16(1)：38-44.
4）Frissoni GB, Franzoni S, Bellelli G, et al.: Overcoming eating difficulties in the severely demented. In Hospice care for patients with advanced progressive dementia. Ed. By Volicer L, Hurley A. Springar Publishing Company. 1998. p.48-67.

Part 1
Part 2
Part 3
Part 4
Part 5
Part 6
Part 7

認知症の人の「食」を支えるケアにおける
段階的な視点

ケアの入り口を間違えないこと：疾患看護ではなく、まず「その人」を看ること

Part1の【看護の視点】でも述べたとおり、看護は認知症の「その人」を理解することから始まります。疾患が先にあるのではなく、まず初めに「その人」を理解するのです。「その人」に認知症の症状である認知機能障害があり、「食」に影響を及ぼしているとすれば、アセスメントを行い環境を調整・工夫して、不自由なく暮らせるように支援します。

認知症の原因疾患と重症度を考慮したケア

認知症の専門医が少ないこともあり、臨床では、認知症の原因疾患の鑑別診断までされていなかったり、診断名に「認知症」とのみ記載されていることも珍しくありません。
看護するうえで大切なことは、たとえ原因疾患が不明でも、認知症の人の視点に立って、なぜ食べないのか、その行動の背景にある真意は何かを慎重に探ることにあります。その際、原因疾患や重症度によって異なる摂食嚥下障害の特徴を把握しておくことがケアを豊かにします。観察した摂食嚥下障害の特徴や認知症の症状から原因疾患を推察しつつ、個々に適したケアの方法を見出せることがあります。たとえば、レビー小体型認知症という診断名がなくても、食べ始められない認知症の人が、認知機能の変動によって"OFF"の状態となり体が動かなくなっている場合には、食事時間をずらすことが功を奏します。また、幻視・錯視が原因で食べられない場合には、何が見えているのかを本人に確認して配膳の仕方を工夫します。レビー小体型認知症に類似した特徴をもとに、ケアを工夫することで、「食べられるようになる」ことが少なくありません。
このように、食べられない要因が認知症の症状から生じている場合には、認知症の原因疾患別の特徴とそれに対応したケアを把握しておくことで、ケアの幅が広がります。

四大認知症の攻略

認知症の原因疾患は100以上に及ぶといわれ、すべての特徴を把握するのは困難です。わが国で最も多い認知症の原因疾患はアルツハイマー型認知症で、約半数を占め、次いで血管性認知症、レビー小体型認知症と続き、この3疾患で8割を占めるため、三大認知症といわれます。さらに、世界的には65歳未満で発症する若年性認知症の男性に前頭側頭型認知症が多いとされ、特徴的な症状をもつため前頭側頭型認知症を含めて四大認知症といわれています。このため、四大認知症の症状と「食」への影響、その対応法について熟知することで、ケアの引き出しが増えて、多様な摂食困難にも対応できるようになります。

Part 7

認知症の人の
「食」に関する相談事例

「なぜ？」と思ったら、観察から始めよう

　認知症の人が食事をしないと、「食欲低下」「食事拒否」などの表現をされることがあります。本人に「どうしたの、食べたくないの？」などと直接質問をしても、適切な回答が返ってくるとは限りません。自分の異変がうまく言語化できず、話しかけられた言葉の意味や周囲の人の意図を汲み取ることが難しいからです。食事が進まないときの認知症の人の言葉を、そのまま受け取ることは適切ではないかもしれない、と介助者側が認識している必要があります。

　たとえば、認知症の初期～中等度に差しかかる頃に食欲低下したケースでは、自分自身の老いや機能低下を自覚し、落ち込んで寄る辺なさを感じていたり、うつ状態になったりしていることが大いに考えられます。また、社会性が維持できている時期でもあるので、周囲に心配をかけまいとして振る舞うこともあるでしょう。そうすると、食事量の低下に関する質問に対し、「うん、お腹いっぱいなの」など、簡単でそれらしい回答をするかもしれません。人によっては、自身の食べられない理由を適切に表現することができずに、「だって、おいしくない」「あたし野菜嫌いなの」など、漠然とした回答になることも考えられます。「どうしたの、食べたくないの？」と聞かれたら、オウム返しに「食べたくないの」と言ってしまうこともあるでしょう。

　一方、認知症の中等度から重度に差しかかる頃に食べなくなったケースでは、身体的な活動量も低下していますから、一日の活動次第では前の食事の消化が追いつかず食欲がわかないということもあるでしょう。また、食事量低下に関する質問をしても、理解力や判断力の低下などから物事を筋道立てて深く考えることが難しくなっていますから、食事ケアにつながる有効な回答が得られないことも大いに考えられます。

　認知症の症状が進行してくると、どうしても本人にとって関係の遠い事柄ほど、思考を組み立てられなく（もしくは興味がなく）なっていきますから、本人の世界は小さくなっていきます。介助者のほうから認知症の人の世界に入っていくつもりで、一歩も二歩も三歩も近づいて「言葉にならない思い」は何なのかを推察する必要があります。

　「なぜ食べないのか」を推察する際には、さまざまな生活情報のすべてを勘案します。今の様子を観察して、以前の様子と比較しましょう。たとえば「むせているな。だから疲れて食べるのを止めてしまったのだろうか？」「奥の食器が手付かずだな。姿勢の問題なのか、見えていないのか、うまくスプーンですくえないのか？」「環境が変わったから食べられないのかな？」「今日の検査で疲れたのかな？　それとも同じテーブルに着いた人との相性が悪かったかな？」「食事が始まらないな、食べ方がわからないのかな？　何をしたらいいか、わからなくて困っているのかな？」など、食事場面以外の様子も鑑みながら「アンテナを伸ばして」推察しましょう。

なかなか食べ始めないときにはどうしたらいいですか？

Answer リラックスしてもらうこと、食べ物だとわかってもらうこと、きっかけをつくることが大事です。食事を提供しても食べ始めないときの観察ポイントをまとめます。

❶開眼しているか？　覚醒しているか？　返答が可能か？

　覚醒していて、自分で座位を保っていること、目が合って、返答があることを確認しましょう。覚醒していないケースでは、まず座位に起こし、姿勢を整え、マッサージするなどして覚醒を促します。配膳前のケア（Q13）を参考にしてください。

❷覚醒しているが、料理に興味をもたない、自分で食具を持たない

　自分で食具を持って食べる能力がある人でも、今何をすればいいのか混乱して、戸惑っている場合があります。本人が「今は食べる時間」ということを認識していない、あるいは目の前のものが食べ物であると認識できていない可能性はないでしょうか。「今はお食事の時間ですよ」「○○さんの好きな△△ですよ」など、興味をもってもらえるようなポジティブな声かけをしましょう。

　また、過度の焦燥感や不安感など、食事どころではないような心持ちになっている場合は、本人が安心できる環境調整や声かけなどを行いましょう。音や人など周囲の情報に混乱しているようなら、壁や衝立などで周囲の情報からさえぎり、本人だけの空間を作ってから介助をするのも効果的です。落ち着いてきたら、利き手に食具を持ってもらう、すくうのを手伝うなど、動作のきっかけをつかめるように支援してみましょう。それでも食事が始まらないときは、ひと口介助してみましょう。

❸覚醒していて、食事介助によって開口するが、口が動かない

　本人の口腔機能に対して、食事形態が適切かどうかを確認しましょう。口腔の前方に食べ物を入れても、咀嚼様の動きが出ない、口にため込んで飲み込めないようであれば、感覚低下に加え口腔の協調運動が難しくなっている状態を疑います。

　最重度まで進行すると、口蓋と舌による押しつぶしも難しくなり、とろみをつけたブレンダー食を（口腔の奥のほうに入れても）反射で飲み込むのが精いっぱい、という状態になります。たくさん詰め込みすぎても嚥下反射が起きにくくなりますので、口にため込んで困っている様子があれば、いったん口から食べ物をかき出してあげてください。体温と異なる温度や濃い目の味付け、香りのある食べ物のほうが、嚥下反射が出やすいですから、食べ物に工夫をしてもいいでしょう。嚥下反射が出にくい場合は顎下や舌にやさしく刺激をしてみましょう。

Q37 口に入れたものを出してしまうときはどうしたらいいでしょう？

Answer 口の中にトラブルがないか、飲み込む機能が低下していないかを専門家とともに確認しましょう。口に入れたものを出すときの観察ポイントをまとめます。

❶咀嚼しているようだが、葉物野菜、肉のかけら、食片などを出す

出している様子を観察しましょう。出したものは噛み切りにくい葉物野菜や、肉の咀嚼しきれない部分でしょうか。歯がない、または入れ歯がひどく摩耗して噛むと痛むなどの不具合があって、咀嚼機能が低下していることが原因かもしれません。

誰でも、噛み切れなかった食べ物の筋っぽいところを口から出すことはあります。嚥下機能に問題がなければ、咀嚼し切れなかった食片があっても丸飲みできるのですが、口腔咽頭機能が低下していくにつれ、口腔内での食物処理（食塊形成）や送り込み、飲み込みが難しくなります。問題は、出すことではなく、咀嚼できていないことです。咀嚼ができていないのに、本人が口から出せず無理に飲み込もうとすると、窒息のおそれがあります。お餅だけでなくごはんやパン、肉の窒息事故も多く、日常的に発生しています。咀嚼機能と食事形態の不一致が原因ですから、歯科に相談し、口腔機能に合わせた食事形態で提供しましょう。

❷特定の味のものを出す

唾液には、食べ物の強い味を口腔内で希釈する役割があります。加齢や薬剤の副作用などによって唾液量が低下すると、苦味や酸味が希釈できず、「キツイ」「嫌な味」になりがちです。口の中に傷があるときも、濃い味で痛みがあるため出してしまうことがあります。

お粥など味の薄いものを口から出すケースは、味覚の問題かもしれません。加齢変化によって味覚が低下することが知られていますが、さらに、認知症の進行により味覚が鈍化すると、特に甘味に対して鈍くなります（甘味閾値の上昇：甘味の強いものでないとおいしいと感じない）。味覚低下であれば、甘いもの、好物、よりはっきりした味付けや風味の食べ物は、食べてもらえることが少なくありません。ただし、好きではないものを無理に口に入れても誤嚥リスクがありますし、また予後を考えると好きなものを食べて心穏やかに過ごしてもらうほうが、QOLが上がるケアといえるかもしれません。

❸ブレンダー食の固形部分だけを出す

認知症の進行により、次第に咀嚼運動は困難になり、舌の動きも単調な押しつぶし食べになっていきます。そうするとガサガサ、モソモソ、つぶつぶなどの食感の食べ物は「異物」としてとらえられがちで、吐き出してしまうことがあります。こうした様子が見られたときは、食形態をつるっとした「均一なペースト状」にしたほうが、異物感を感じにくく食べやすいようです。ペーストとゼリーなどの交互嚥下も有効です。

食事に集中できない場合はどうしたらいいですか？

Q 38

Part 1
Part 2
Part 3
Part 4
Part 5
Part 6
Part 7

Answer 本人の注意が何に邪魔されているのかを、本人目線で探してみましょう。食事に集中できない様子を見つけたときの観察ポイントをまとめます。

❶不安そうな表情ではないか？　目線が漂っていないか？

　注意を阻害するような多くの情報に囲まれると、混乱してきょろきょろしたり、動揺した表情をしたり、困っている様子が見られたりします。人がたくさんいる食堂は、認知症の人にとっては、落ち着かない不快な環境かもしれません。また、食事時間であることや食事場面であることを理解できていないとしたら、介助者が顔に近づけてくるスプーンも、訳のわからない奇妙な棒に見えている可能性があります。「騒がしい場所に連れて来られて、変な棒を近づけられた」という状況かもしれません。そのような際は、騒がしい場所から静かで狭い場所（個室など）に移動してみましょう。個室がないときは、医務室などの気になる物品が多い場所よりは、何も掲示物のない壁に一人で向いてもらうのでも構いません。

　また、言葉で「今日は卵だよ」などと声かけしても、それを理解してもらえないようであれば、マッサージなどをして肩周りや顔周りの過敏を取ったうえで、唇にフルーツの果汁など甘い香りの汁を付けてみましょう。それを舐めてもらって少しずつ（小さいスプーンで）食事介助すると、成功するケースもあります。

❷ほかに注意を引き付けているものは何か？

　周囲に音や動きを発するものはないでしょうか。特に、動きのせわしない人や、話しかけてくる人は同席していませんか？　テレビやラジオ、新聞や人形など、食事以外のものがテーブルに載っていないでしょうか。風にそよぐカーテンに対して「あそこにスパイがいる」などと妄想を抱いてしまう状態ではないでしょうか。本人の目線で気になるものを探し、可及的に視界に入らないように調整しましょう。

❸下を向いて、もぞもぞ動いていないか？

　姿勢が崩れてお尻や腰、膝が痛い、トイレに行きたい、失禁してしまった、食べ物を服にこぼして何とかしようとしている、うまく座位が安定しなくて座り直ししたい、セーターがチクチクするなど、さまざまなことが考えられます。もぞもぞしているときは、本人に聞いてみましょう。気になることがあるときは、ひとまず解決して、改めて食事をしてもらいます。失禁があっても、本人はすぐに立ち上がって着替えに行くことを拒むかもしれません。食事が続けられるかどうか聞いて、そっとしておくなど本人の気持ちにも配慮してください。食前にトイレに案内する習慣ができると、安心して食事ができるでしょう。

Q39 食事中に眠ってしまう場合は どうしたらいいですか？

Answer 覚醒困難の理由は何か検討し、覚醒がよいときに経口摂取するようにしましょう。覚醒が保てないときに考えるポイントをまとめます。

❶薬剤の調節の必要があるか

　体重が減少しているのにもかかわらず、何年も同じ分量の睡眠薬を内服しているケースでは、すでに過量投与状態になっていて、朝食時に覚醒を保てないことがあります。現在の体重や本人の睡眠の質に合わせて、薬剤も調節する必要があります。かなり以前から内服を続けている「落ち着く」ための精神科薬剤なども同様です。急に覚醒が保てなくなったケースは、内服薬の影響や変更について主治医と相談する必要があります。

❷昼夜逆転状態があるか

　一日の生活リズムの中で昼夜逆転傾向などがあれば、覚醒のよいときに合わせて食事を提供します。加えて、昼の活動を増やす、朝は日光を浴びるなど、昼夜逆転の改善を試みましょう。

❸脳血管障害の後遺症としての覚醒障害か

　脳血管障害によって、脳の睡眠や覚醒に関与する部分が障害されると、認知症が軽度であっても覚醒に障害が出ることがあります。特に、大脳基底核の障害によりドーパミン受容体が減少し、サブスタンスPの放出が低下すると、嚥下反射と咳反射の両方が低下します。睡眠中の嚥下反射が著明に遅延し、むせのない誤嚥が増え、結果的に誤嚥性肺炎発症が生じるリスクが上がります。

　覚醒していない状態では、咽頭に落ちた食べ物や水分、唾液を安全に処理することができないまま、咽頭反射の低下によって、嚥下反射が起きるより前に誤嚥してしまう可能性があります。呼びかけても、すぐに眠ってしまうような覚醒維持困難な人に食事介助をしても、しっかり覚醒しているときと同じような嚥下反射や咳反射は期待できないと考えられますので、まずは覚醒を促すことが大事です。

❹認知症が最重度まで進行している状態か

　変性性認知症が最重度まで進行すると、覚醒を保っていられなくなり、食事中でも傾眠状態となることが多くなります。睡眠覚醒障害が出るような重症度では、延髄の障害も進み、呼吸・咀嚼・嚥下の中枢にも障害が出て、嚥下反射や咳反射が障害されます。

　食事開始時は覚醒していても途中で眠ってしまうようなケースでは、脳血流低下も考えられます。呼びかけに加えて、首・肩周りや手をマッサージし、上肢の他動的運動（腕を上げ下げするなど）を行うことで多少覚醒できるケースがあります（参照→Q21）。

満腹中枢の刺激から睡眠中枢が刺激され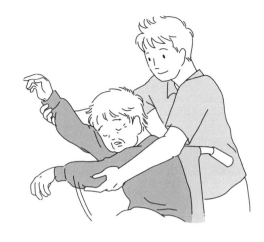
て覚醒維持困難になっていることも考えら
れますから、食事中に眠ってしまったら食
事は中断するほうが誤嚥リスクは抑えられ
ます。覚醒を促すケアを行っても覚醒して
いられる時間が短い人では、覚醒中に摂食
できる食事量に合わせて間食や食事の体積
を減らす（濃厚栄養食を活用して食事時間を減
らす）ことが誤嚥リスクを減らすケアにつ
ながります。

　口腔内に食物が残留したまま眠ってしま
う人では、食渣を取り除かずに放置すると、眠っている間の咽頭反射の低下から誤嚥リス
クが高まります。食事中に眠ってしまい食事中断する際は、必ず口腔内に食渣が残ってい
ないかを確認しましょう。食渣をスポンジブラシで回収する方法が有効です。

Part 1
Part 2
Part 3
Part 4
Part 5
Part 6
Part 7

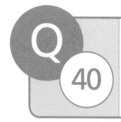

いつも食事量が少ない人には
どんな支援ができますか？

Answer 長期にわたり摂食量が少ないケースでは、その人の生活歴や既往歴、小食である期間などを情報収集します。本人の心理状態に配慮したうえで、栄養補助食品の必要性もアセスメントしましょう。

❶若いときから小食で、体重変化が少ないケース

本人から「若いときから小食なの」と聞くことがあります。特に、長いこと独居で暮らしてきた人は生活へのこだわりがあり、本人の習慣を変えることはなかなか難しいかもしれません。この場合は、無理に摂食量を増やす必要はないでしょう。もし、ちょっとした外食や、普段会えない家族との面会などの機会、イベントのときは少し多めに食べているなどの変化が見られるのであれば、本人の心理状態に配慮しながら、こうした機会を活かした支援を試みることができます。

❷何らかの病気をしてから、ずっと小食というケース

たとえば悪性疾患による胃の切除、慢性膵炎などの炎症性変化など、消化管の大きな変化を伴う既往歴はないでしょうか。慢性的な便秘でも食欲不振が継続します。また、口腔内の状態も必ず確認してください。食事制限をされているケースもあるので、既往歴を確認し、主治医や管理栄養士の助けも借りてその人の病態に合った栄養を支援することが大事です。一回の食事量が少ないケースでも、分食（一日5食など）対応で、栄養補給できるケースもあります。

ただ、必要栄養量の摂取を重視するあまり、一日の活動が食事のみになってしまい、本人にとって食事が楽しい時間でなくなることは本意ではありません。長い時間をかけて無理に食べるよりは、高濃度の栄養補助食品を活用して、食事は1時間以内で終わるようにすることも検討しましょう。食べたいという本人の気持ち、思い出の食べ物はあるか、どのように生きたいか、などを大事にすることが重要です。

❸薬剤を変更してから、いつも小食というケース

長期的に使用する薬剤が開始されて以降、長いこと小食になっている人がいます。慢性疾患を複数もっている高齢者では、長期間にわたり10剤以上の薬剤を使用していることもあります。もし、認知症発症後に投与された薬剤や、BPSDに対して投与された精神科薬剤などが開始された後に小食になったことが生活歴から明らかになって、また薬剤の調整が可能なのであれば、主治医や薬剤師とも相談して適正化することをおすすめします。長い経過のある人では、薬剤の適正化をしても、すぐには変化が起こらないことも少なくありません。薬剤適正化後、数カ月してから食欲に変化が現れる可能性もあります。

Part 1
Part 2
Part 3
Part 4
Part 5
Part 6
Part 7

Q41 食べたり食べなかったりと ムラがあっても心配はないですか？

Answer 本人の重症度に合わせて考えましょう。最重度では数日間でバランスをとるという考え方でもよいでしょう。

　私たちでも、心身の状態は毎日違いますし、必ずしも常に同じ食欲ではないと思います。併存疾患を多くもち、複数の内服薬を飲んでいる認知症高齢者では、日々の変化が食欲に反映されていても不思議はありません。活動量が低下している人で、一食を食べるのにも時間がかかるケースでは、次の食事までに消化が追い付かず、空腹感を感じなくて食べられないということもあるでしょう。

　また、認知症の人は「場所」や「介助者」などの環境が変わると容易に混乱し、普段暮らしている場所ではできる行為も、なじみのない場所（急に入院した病室など）では、日常行為が困難になり、食欲が減退することも少なくありません。認知症による注意力障害は進行し、周囲の環境（空間、物、人、音声、光や色など）のそれぞれの情報を理解し、取捨選択して必要なものだけに集中して対応することが困難になります。

　しばしば見られるのが、入院による環境変化と、同じテーブルの臨席者の気になる行動、見知らぬ介助者などによる影響です。食べる機能が残っていても、そのときどきの認知機能が環境に影響されて揺らぎ、混乱することで、食べる心境に至らないこともあるでしょう。混乱や心理的変化が原因の可能性があれば、食事時間をずらして気分転換を図る、混乱の原因となっている環境を調整することも必要です。

　薬剤の副作用や消化管の問題（逆流性食道炎や胃炎、便秘など）でも、胃部不快感、胃もたれ、気分不快から食欲低下の可能性があります。薬剤の変更があったときや、以前から処方されていた精神科薬剤でも体重が減って過量投与になっている場合は、この可能性を考えます。消化管の問題は、まず排便状況を確認し、もともと消化器疾患がないか、また鎮痛剤を飲みすぎていないかなどを確認します。制酸剤で回復できるケースもありますので、医師とも相談が必要です。

　普段から摂取量にムラがある人で心配なケースは、ひとまず栄養アセスメントを行い、活動量に合わせた栄養必要量の計算など、認知症の進行を踏まえた多職種による栄養ケアとマネジメントを行ってください。認知症が最重度に進行していて覚醒が保てないような状態の人では、食べられるときと食べられないときのムラがあったとしても、数日間で収支が合っているようなら、自然な経過といえるかもしれません。

ある日、急に食べなくなったときには
どんな原因が考えられますか？

Answer

認知症の進行による摂食困難は、何カ月もかけてゆっくり進行します。一方で、急に食べなくなるケースは、何らかの疾患か、状態変化が関係していると考えたほうがよいでしょう。本人が体調変化について「何かおかしい」と感じている可能性はありますが、それを自分でうまく表現できないことも多いのです。理由を聞いても不明なことが多いでしょうから、何が背景に隠れているかを推察し、積極的に原因を探す必要があります。急に食べなくなったときの観察ポイントをまとめます。

❶併存疾患の増悪はないか

たとえば心不全の悪化、心筋梗塞など併存疾患の増悪、あるいは何らかの炎症による発熱、肺炎、尿路感染などはないでしょうか。高齢者は炎症に対する生体反応が低下するので、肺炎や尿路感染があっても発熱がないケースも多く見られます。もともともっている疾患と、数日間の所見を確認し、考えられる要因について改善を試みましょう。

❷急に生じた痛みはないか

痛くて食べられないケースには、口腔内の痛み（歯痛や義歯の不具合など）だけでなく、背部痛・腰痛など体の痛みなどもあります。筆者の経験では、食べなくなったことをきっかけに圧迫骨折が判明したケースや、義歯の修理を行ったことで、すっかりいつもの食欲に戻った、というケースがあります。

本人が適切な表現で伝えられないので、複数の要因を検討しているうちに何日も経過してしまう場合がありますから、いったん濃厚栄養食などを併用して栄養摂取量を減らさないような対策も必要です。要因が改善できて、食欲が戻ってきたら、食形態や栄養量を再検討します。

❸消化管の通過障害はないか

消化機能も食欲に関係します。便秘や腸閉塞など消化管通過障害が原因のケースもよく経験します。特にレビー小体型認知症は、その症状として消化管蠕動運動の障害があり、便秘になりがちです。便秘になると消化管吸収である抗パーキンソン病薬の効果も出にくくなり、その結果、嚥下機能も影響されて状態悪化への悪いスパイラルに至ることがあります。排便状況の確認は非常に重要です。

❹環境変化はないか

状態変化で食べられなくなるケースで多いのは、入院や入所などの急な生活環境変化によるものです。「リロケーションダメージ」という言葉がありますが、これは場所の変化によってストレスがかかり、心理的な不安や孤独を感じ、本来ならできるはずの活動や行

為ができなくなるほど心身にダメージを負う状態です（参照→**Q4**）。高齢者というだけでもリロケーションダメージは生じますが、認知症がある高齢者では、よりいっそう変化の影響を受けやすく、場合によってはせん妄が起こるケースもあります。

　急性疾患による突然の入院で、チューブの抜管を恐れてミトン手袋をはめる等の抑制がされた場合などでは、本人にとって不本意な状況から妄想状態を引き起こし、そのせいで「食事に毒が入っているのではないか」などと、食べない症状が起こることもあります。本人がリラックスできる環境を提供するのが一番ですので、入院中は可及的に慣れ親しんだ人や物とともに過ごすなどの工夫を行い、早期退院を目指すため、主治医や医療ソーシャルワーカー、精神保健福祉士と検討を行いましょう。

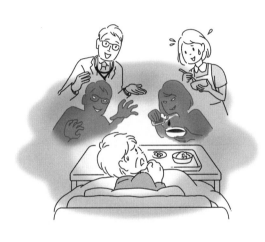

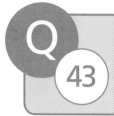

食事をしたのに「食べていない」と言うときはどうしたらいいですか？

Answer 食べた皿を片づけずに見てもらうなどの方法も試されています。そのような訴えがあったときの、本人なりの理由を考えることが大事です。

　食べたのに「食べていない」「食べさせてもらっていない」と言うとき、記憶障害だけでなく、心理的に不安や寂しさを感じて訴えている可能性があります。多くは、活動や会話が十分にできるような軽度～中等度の段階で生じる出来事でしょう。

❶食べたことを忘れる

　感情が強く動かされていないときの記憶は、残りにくいといわれます。自宅で、提供された食事をぼんやりした状態で食べるような場合、この食事は、記憶が保てなくなった認知症の人にとって忘れてしまいやすい日常的行為の記憶です。そして、日常生活で特にやることがなければ、より食事が楽しみにもなりますから、「ご飯はまだ？」と思わず家族に聞いてしまって、「食べたでしょ？」「食べてないよ」というやり取りにもなります。

　本人が忘れてしまった出来事は、本人にとっては事実ではないので、家族が事実を突きつけたとしても喧嘩になってしまいます。失った記憶は目で見て確認することができないのです。そこで、食事をした食器を片づけないで、次の食事の直前までテーブルに置いておくことで、「食べた」ことを見えるようにする、という工夫を行うことがあります。忘れてしまうことが主な理由であれば試してみてもよいでしょう。

❷空腹感がある、過食傾向がある

　お腹が空いて食べたい、何かつまみたいという思いがあって食べたがるケースであれば、ちぎりキャベツなどのローカロリーなものをつまんでいてもらうと落ち着く場合があります（好物であるという前提ではあります）。

　前頭側頭型認知症の人で、目にした食べ物をパッと取って食べてしまう症状があるケースなどでは、食べてはいけないもの（食材やほかの人の食事など）を隠し、食べていいもの（キャベツなど）を出しておくことで、キャベツに注意を向けておくことができる、というケア方法もあります（参照→Q31）。よく歩く認知症の人では、食事をしていても体重減少が起こってしまうことが知られており、一日の活動量に見合った食事摂取量を提供することが大事です。四六時中、何かを口に入れていないと落ち着かないというケースは、口腔環境の保持のためには甘いお菓子でないほうがベターです。

❸よその人に「家人に食べさせてもらえない」と訴える

　認知症の人が、医師やケアマネジャーなどに「うちの人に食べさせてもらっていない、ひどい目にあっている」という表現をすることがあります。もちろん家族が食事を提供し

ていることがほとんどなのですが、そういった訴えの背景には、家にいても心が休まらない、自分は家族の中にいても四面楚歌である、という気持ちになっていることがしばしばあります。

　認知症の症状が出現して、社会的役割が上手に果たせなくなっていく過程で、歯がゆい気持ちで見ている家族から強く励まされてしまうケース、叱咤激励されてしまっているケースは少なくなく、そうした絶え間ない激励によって本人が被害的な気持ちになり、家族からの疎外感を感じているときの訴えの表現が「食べさせてもらっていない」になることがあります。それを聞いた家族はショックを受けますし、余計に家庭不和になり、その後のケアがうまくいかないきっかけになることもあります。皆さんがもし、そのようなケースに出会ったら、双方の意見をよく聞き、上手な接し方を指導していただけたらと思います。

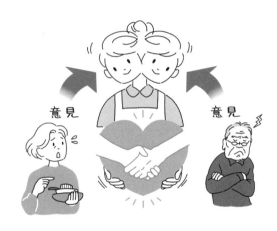

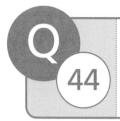

認知症の人の服薬支援は どのように行えばいいですか？

Answer 在宅では「本人の生活の様子」をアセスメントした服薬支援を、飲み込めなくなってからは「飲み込む機能」に合わせた剤形や服薬の工夫をします。副作用を的確にアセスメントし、有害事象が起きないようにすることが大事です。

　認知症の人の薬剤使用に関しては多くの良書がありますので、詳細は譲り、本書では「いかにして飲むのか」と「飲んだ薬剤の副作用をどのようにチェックし対策を練るか」に着目します。

生活の中の服薬支援：「飲めていない」に隠された多様な背景を知る

　自宅で暮らしている認知症の人が、薬を飲めていない状態になることがあります。本人や家族が「飲めていない」と表現するとき、その訴えの背景を探り、薬剤の内服を困難にしているさまざまな要因の把握を行うことが支援の近道です。服薬管理や嚥下機能に問題がなく、きちんと薬を飲み込めているかを把握するには、注意深い聴取、他職種との情報共有、観察評価、摂食嚥下評価が必要です。

　要因を検討する際、薬剤の剤形や大きさ、一度に内服する薬剤の数、服用回数などといった薬剤の要因のほかに、本人がもつ困難さを同時に考える必要があります。課題と対応策を具体化するために「内服薬を管理して適切なタイミングで飲み込む」というプロセスを分解して検討していきましょう。管理や取り扱いが困難になった原因が、認知機能低下による服薬アドヒアランス低下なのか、あるいは視覚障害や手指の運動障害なのかによって対応策はそれぞれ異なります。

❶手指の巧緻性のアセスメント

　まずは日常生活の中で、手指の巧緻性に関連する作業の様子を聞きましょう。たとえば「食品の袋を開ける」「惣菜のラップを外す」「はさみを使う」などの動作を行えているか、などの聞き取りや観察によって、PTP包装からの取り出し能力を類推することができます。こうした聞き取りの中から「細かい操作が難しい」、もしくは生活の中で行っている工夫などの情報を読み取ることができます。

　薬のPTP包装や薬袋は、手指の巧緻性が低下すると取り扱いが難しくなります。特にレビー小体型認知症やパーキンソン病、神経筋疾患、関節リウマチなど、手指の巧緻性が低下する疾患を有する人は、手指の繊細な力加減がコントロールできないことから、PTP包装のカプセル、特に小さい薬は取り扱いが困難です。

　また、大きさが6mm程度の錠剤は飲みやすい反面、小さすぎて落としてしまうなど取

り扱いにくいといわれ、一包化などの工夫で対応しているケースも多いでしょう。一方、10 mm以上の薬剤はつまんで取り扱いしやすい反面、飲み込みにくいといわれており、口腔内崩壊錠（OD錠）も発売されています。メーカーや医薬品、錠剤の形状・大きさによって、PTPの材質や取り出しやすさが異なります。実際に処方された薬剤の包装を取り扱う様子を確認しましょう。

❷視覚障害のアセスメント

薬が判別しにくいかどうかは、本人と一緒に確認しましょう。同じような袋、同じような包装、同じフォントの黒い文字（または太いマジックで手書きしたつぶれた文字）、小さな文字、光の加減で反射して読みづらい、似たような名前の薬の混在など、健常成人から見ても識別しにくいようなら、高齢者にはなおさら識別困難でしょう。

❸本人がもつ困難さのアセスメント

本人や家族が感じている最近の様子から、たとえば「飲み残しが出てしまう」「飲めない薬は飲まない」「飲む量や方法が負担になっている」「服薬に追われるような気分になってしまう」「服薬に時間がかかる」「喉につかえている感じがある」「水や味噌汁でよくむせる」などのコメントが聴かれるかもしれません。また、経口摂取している食品の情報、食べにくい、飲みにくい食べ物から薬剤の嚥下しにくさを類推することができます。

❹口腔機能・飲み方のアセスメント

口腔機能の低下によって散剤が口腔内に残留し、義歯と歯肉の間に入ると、痛みや薬の苦味があり拒薬につながります。「たくさんの錠剤を同時に口に放り込んで薬でむせる」などの飲み方の課題が見つかり、飲み方の指導で改善できるケースもあります。内服時の誤嚥を防ぐためには、内服薬の大きさの調整や、水分と薬剤の分離を避けるような形態の適正化を行う必要があります。

*

聞き取りや情報共有を行ったうえで、薬の管理に着目した機能評価を行うには、実際に立ち会うことが有効です。独居の認知症高齢者のケースで服薬管理が難しく、服薬の利点よりも、過剰に内服してしまうなどの有害事象が勝るケースでは、主治医とも相談して処方数の減量や適正化、もしくは飲みやすい剤形や貼付薬への変更等の調節が必要です。家事は何とかできている独居認知症高齢者でも、服薬だけのためにヘルパーによる支援を始めるケースもあります。

飲み込めないときの内服

認知症が進行して、食べることのできる食事形態がソフト食やムース食などに限られてくると、口腔内で巧みに錠剤を動かし送り込むことが難しくなっていきます。口腔の水分量が少ないケースで、カプセルが口腔粘膜に張り付いてしまうと、水を追加で飲んでも、水だけが咽頭に流れ込んでいき、口腔内にカプセルが残ってしまうこともあります。またその頃になると、散剤が口腔内に残留していても、自分の舌で散剤をかき取ることが難しく、長い時間残留したままの状態になることもしばしばあります。

【錠剤・カプセルの場合】

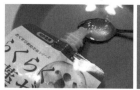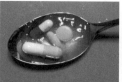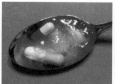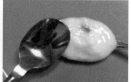

【散剤の場合】

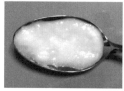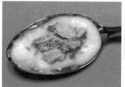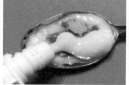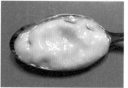

図1｜口腔機能低下時の服薬補助ゼリーの活用
（写真提供：大田区大森歯科医師会，新谷浩和氏）

　薬剤を安全に飲んでもらうためには、その人が食べられる食形態に薬剤を合わせる必要があります。粉砕や簡易懸濁法を使用した薬剤を服薬補助ゼリーに混ぜて飲んでもらう際は、薬剤の独特な風味が不快感につながらないように介助したいものです。食後に薬剤ゼリーを提供して拒否されるようならば、食事が始まってテンポよく食べられているタイミングに、味の濃い食べ物の後に薬剤を入れたゼリーを介助し、また食事の介助を再開したほうが確実な薬剤内服につながります。

　また、薬剤の入った食べ物を介助して、本人が口から出してしまうケースもあります。苦味などの嫌な味がするか（苦味というのは認知症が進んでも比較的敏感に感じるようです）、錠剤やカプセルなどの剤形による触感が要因と考えられます。

　実は、薬剤は食事に混ぜるより、服薬補助ゼリーに混ぜるほうが適切です（図1）。最近の服薬補助ゼリーは、薬剤の苦味を感じにくくなるようなさまざまな工夫がなされています。ゼリーに包む場合は、薬剤の上下ともにゼリーに覆われるような（ゼリーで薬剤をサンドイッチにする）やり方がおすすめです。また、ゼリーに包んでも口から出してしまう場合は、医師や薬剤師に相談のうえで処方薬の剤形変更（OD薬や散剤、顆粒剤、液剤、貼付剤など）や、粉砕、簡易懸濁法などの方法があります。もちろん、薬剤の適正化は常に検討すべきです。薬剤によっては吸湿や日光で変質するものや、腸で溶解するように設計され粉砕できないものもありますので、勝手に処理せず必ず専門家に相談しましょう。

副作用のチェック

　薬剤の副作用で生じる口腔内の所見や摂食嚥下障害は、頻度の高いものでは大きく分けて、薬物性口内炎、薬物残留による口腔粘膜炎、薬理学的副作用による口腔内の所見、口腔乾燥症（唾液量減少）、覚醒レベルの低下や錐体外路症状による摂食嚥下障害があります。

❶薬物性口内炎

　薬物性口内炎は、重篤でまれに発生する薬物の副作用です。医薬品服用後の発熱（38℃

以上）、口腔内や口唇の広範囲のびらん（ただれて出血）、眼の充血、咽頭痛、口腔周囲の皮膚の紅斑などの症状が認められ、その症状が持続し、急激に悪化するものです。目や鼻の中の粘膜がただれ、発熱（38℃以上）などの症状を伴う重篤な粘膜の障害につながることがあります。多くは医薬品が原因と考えられていますが、一部のウイルスやマイコプラズマ感染も関与します。原因と考えられる医薬品は、主に抗菌薬、解熱消炎鎮痛薬、抗てんかん薬、抗がん剤など広範囲にわたり、原因医薬品の服用後2週間以内に発症することが多いですが、1カ月以上経過してからのこともあります。過去に医薬品で皮疹や呼吸器症状・肝機能障害のあった人に多く、また、口腔衛生状態の悪い人で症状が重症化しやすいといわれます。免疫・アレルギー反応の影響も考えられています。

　医薬品を服用して、上記の口腔内のただれ等の症状が持続し、急激な悪化や経口摂取に影響があるような場合は、服用した医薬品の種類、服用してからどのくらい経っているのかなどを確認し、ただちに医師、歯科医師（口腔外科）に連絡してください。また、薬疹が起こっている際には肝障害を伴うことがあるため、皮膚科専門医の診察を受けるようすすめることが大事です。

❷薬物残留による口腔粘膜炎

　口腔内薬剤残留によって、高齢者の脆弱な口腔粘膜は容易に潰瘍を生じます（図2）。特に、溶解して酸性や刺激性となる薬物で顕著ですが、基本的に薬は化学物質なので、あらゆる薬で起こり得ると考えるべきです。口内炎や口腔内の潰瘍となる薬剤は、口腔内に残留することで接触性の薬物性潰瘍を起こす薬物（骨粗鬆症薬、抗生物質、鉄剤、溶解によりpH3以下の酸含有製剤等）や、内服により粘膜の脆弱性を起こす薬剤（免疫抑制剤）があります。また、薬物を「仰臥位で飲む」こと、「就寝前に少ない水分で飲む」ことで、口腔のみならず食道潰瘍のリスクも上がります。口腔内に薬物が残留してしまう理由を探り、与薬の方法あるいは剤形変更を検討する必要があるでしょう（図3）。

❸薬理学的副作用による口腔内の所見

　骨粗鬆症に対する薬剤は骨代謝に作用することから、重度歯周病のある高齢者では歯槽骨が露出するような重度の潰瘍を起こすことがあります（図4）。口腔内に潰瘍がある場合は、疼痛があることから食欲低下、摂食嚥下障害が起こります。

　嗅覚・味覚の変化は抗コリン作用薬で起こりやすく、食欲にも影響があります。

　喘息治療薬のうち吸入ステロイド薬は、勢いよく口から吸入することで気道粘膜に薬剤を到達させる外用

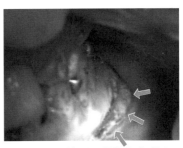

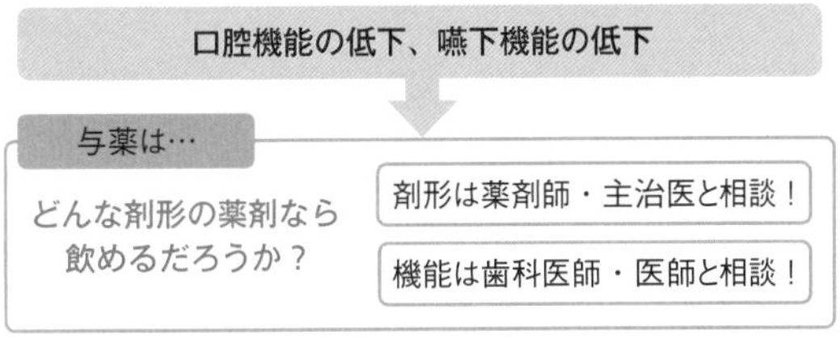

溶けてアルカリ性になる便秘薬が口腔内に貯留し続けたことで、薬剤が残留する箇所に生じた潰瘍

図2｜薬剤残留による潰瘍

口腔機能の低下、嚥下機能の低下

与薬は…

どんな剤形の薬剤なら飲めるだろうか？

剤形は薬剤師・主治医と相談！

機能は歯科医師・医師と相談！

図3｜薬剤残留による潰瘍への対策

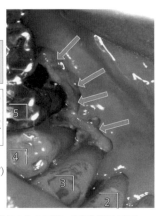

骨粗鬆症の治療中の人は
特に口腔をきれいに
しておく必要がある

骨粗鬆症の薬を使用している
状態で歯周病が悪化すると、
歯を支える骨の炎症がひどく
なることがあります!

骨粗鬆症の薬はいろいろ
◎飲み薬(1週間に1回など)
◎注射(半年に1回など)
※矢印の部分は骨露出

図4 | 骨粗鬆症薬使用高齢者の歯の周りに生じた顎骨壊死

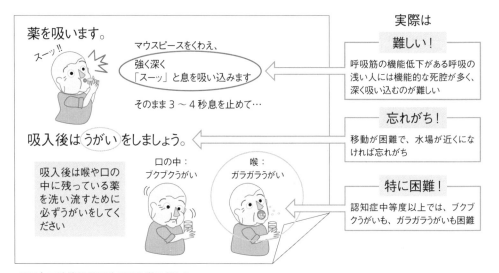

薬を吸います。

スーッ!!

マウスピースをくわえ、
強く深く
「スーッ」と息を吸い込みます

そのまま3~4秒息を止めて…

吸入後はうがいをしましょう。

吸入後は喉や口の
中に残っている薬
を洗い流すために
必ずうがいをしてく
ださい

口の中:
ブクブクうがい

喉:
ガラガラうがい

実際は

難しい!

呼吸筋の機能低下がある呼吸の
浅い人には機能的な死腔が多く、
深く吸い込むのが難しい

忘れがち!

移動が困難で、水場が近くにな
ければ忘れがち

特に困難!

認知症中等度以上では、ブクブ
クうがいも、ガラガラうがいも困難

図5 | 口腔機能低下時の吸入薬の難しさ

(吸入ステロイド薬の添付文書より)

薬ですが、認知症が進んでいる人、要介護状態の
高齢者では、"勢いよく吸入すること"が非常に
難しく、ステロイド薬が口腔内に散らばるだけに
なってしまうことがしばしばあります(図5)。
吸入後のうがいが指示されているのですが、それ
も忘れてしまったり、上手にできないことがあっ
たりすると、口腔内に散らばったステロイド薬が
菌交代現象を引き起こし、口腔カンジダ症(真菌
症)となることがあります(図6)。

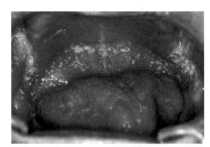

吸入とうがいが困難な要介護高齢者は、容易
に口腔カンジダ症を発症する

図6 | 口腔カンジダ症

　また、薬剤性歯肉増殖はフェニトインやニフェジピン(Ca拮抗薬)等の副作用によって
引き起こされ、歯周病の悪化の原因になります。薬剤変更と歯周病治療、口腔衛生不良の
改善が必要です。

❹口腔乾燥症

　口腔乾燥症はさまざまな薬剤によって引き起こされますが、精神科薬剤（抗コリン作用薬、抗うつ薬、抗パーキンソン病薬、抗ヒスタミン薬）、また多剤投与によるものが知られています。口腔乾燥によって虫歯リスクが上がり、義歯は外れやすく、口腔内の痛みや灼熱感が生じ、そして摂食嚥下機能（特に準備期・口腔期）が低下する原因のひとつとなります。口腔乾燥症は抗がん治療（化学療法、放射線療法）やストレス、脱水、加齢でも起こります。

❺摂食嚥下障害

　摂食嚥下障害に関与する薬剤は多種あり、複数の成書が出版されています。特に中枢神経系に影響のある薬物、抗精神病薬、精神遮断薬は、鎮静、抗コリン作用、錐体外路症状を起こすことから摂食嚥下障害が多く報告されており、認知症高齢者でも起こりがちで、また発見しにくい症状です。一部をご紹介します。

　高齢者では、抗精神病薬、抗不安薬、睡眠薬、抗けいれん薬、抗うつ薬、また認知症薬の常用量でも錐体外路症状と鎮静作用により摂食嚥下障害が生じることが知られています。錐体外路症状は、薬剤性であれば薬剤性パーキンソニズムともいわれ、詳細は省きますが、パーキンソン病のように姿勢が保てず、不随意運動が出たり、口腔を動かそうとしてもうまく動かせなかったりという症状が出ます。

　向精神薬による摂食嚥下障害は、常用量でもおおむね1週間以内に発症し、中止すれば服薬2週間以内に回復するといわれていますが、なかには摂食嚥下障害が生じている間に廃用などで機能低下し、回復困難となるケースもあります。可能性のある薬剤の投与後1週間以内は常に摂食嚥下障害の発症に留意し、早期発見に努めること、また摂食嚥下障害の訴えがあったら薬剤の投与前後からのエピソードの変化をよく聴取することが重要です。

　薬物による鎮静は、精神的あるいは身体的能力を障害し、食欲を減退させ、集中力持続時間の減少、流涎、摂食嚥下への注意力を低下させますが、特に投薬開始時あるいは容量変更後に起こりがちです。増量後に生じた場合、2週間以上の過度な鎮静作用が継続するようであれば減量の検討、あるいは薬物相互作用を確認することが重要です。薬剤性嚥下障害は、本人の内服ミスなどによる過量投与でも起こることがありますので、注意しましょう。

　また、抗コリン性の副作用では、消化管の蠕動運動と機能が影響されることから、摂食嚥下障害、胸やけ、胃食道逆流、口腔乾燥、便秘などが起こることが知られています。

　ベンゾジアゼピン系薬剤の慢性的な使用は、咽頭期嚥下障害、顕著な下咽頭・輪状咽頭部の協調運動障害を引き起こすといわれ、誤嚥による生活の障害が重篤であれば中止を検討します。

＊

　有害事象が生じていると思われたとき、所見を丁寧に取り、本人や家族に配慮をしたうえで、処方医の処方意図を確認してから慎重に中止の検討をしましょう。認知症高齢者で向精神薬を漫然と使用しているケースでは、過去に夜間不穏や興奮、せん妄などのBPSDに対して処方され、その後何年も継続使用していることがあります。すでに認知症が進行

しているならば、その薬剤はもう卒業できるケースがあるかもしれません。かといって長く使用した向精神薬を急に中断すると別の離脱症状が起こり、信頼関係を失うことがあります。認知症高齢者に対する向精神薬の効果と、副作用による摂食嚥下障害のバランスがとれるように、主治医、精神科医師、薬剤師とともに、慎重にことを運ぶのが大事です。

認知症の人の「食」にまつわる
日常的な困りごとへの対応

まずは認知症の人としっかり向き合うこと

認知症の人が「食べない」という状態に遭遇した場合には、まずは食べない理由を本人に聞いてみることです。これによって「答え」が見つかることがあります。たとえば、レビー小体型認知症の人が「ご飯の中に虫が入っているので、気持ち悪くて食べられない」という場合、ふりかけを小さな虫と見間違えている「錯視」であることがあります。そのような場合には、事前にご飯にふりかけをかけないだけで解決します。また、食器に盛られた食事量が多いと、見ただけで「お腹いっぱい」と言うアルツハイマー型認知症の人には、小さな弁当箱に盛り付けるなどの見た目の工夫が有効な場合もあります。食生活史もヒントに、本人の目線で観察したり尋ねたりすることで、ケアを見出していきます。

「食べられるとき」と「食べられないとき」との比較

多くの相談事例では、毎食食べられないというわけでなく「食べられるとき」と「食べられないとき」があります。それは逆にチャンスとなります。「食べられるとき」と「食べられないとき」の認知症の人の様子や環境を、多職種チームで抽出していくことによって共通性が見えてくることがあります。すなわち、「食べられるとき」に共通する環境をつくり、「食べられないとき」の環境にはならないようにするのです。好き嫌いが多い人の食べられる物と食べられない物が見えてきたことなども経験したことがあります。

服薬支援における留意点

内服薬は食後薬が多いため、食べることすら困難な認知症の人では、服薬支援にも困難を伴います。薬剤師に相談すると、食後薬であっても、食前や食事中に服用可能となる場合があります。また、剤形をゼリー状に変更したり一包化したりと、工夫できる場合もあります。さらに、服薬時に薬を手掌に載せてから飲んでいた、ぐい呑みに薬を入れて服用していたなど、その人の習慣を取り入れると、服用しやすくなることがあります。

薬剤の服用に関して、絶対にしてはいけないことは「食事に薬を混ぜること」です。食事を食べたくなくなるばかりか、薬効にも影響を及ぼします。また、自宅や介護保険施設等で暮らす認知症の人が長期間服用している薬の見直しも重要です。現在の状態に本当に必要な薬なのか否かを医師と相談すると、不要になる場合もあります。

一方、新たな薬の処方時には注意が必要です。特にレビー小体型認知症の人では、薬剤への過敏性があるために、有害事象が食事にまで影響を及ぼしていることもあります。

認知症看護認定看護師について知ろう！

■認知症看護認定看護師とは？

認定看護師の役割には、実践・指導・相談があります。認知症看護認定看護師（Dementia Nursing in Certified Nurse；DCN）は、認知症の人とその家族および集団に対して、高い臨床推論力と病態判断力に基づき、熟練した看護技術・知識を用いて、水準の高い**実践**を行います。加えて、看護職等への**指導と相談（コンサルテーション）**を通して、看護現場における認知症ケアの広がりと質の向上を図るために、日々精力的に活動をしています。

具体的には、実践では、認知症の人の隠れたニーズや行動の背景にある真意を読み取り、認知症の人のもてる力を大切に快適な状態へと導き、専門的知識に基づく意図的な環境整備によって事故防止や症状の悪化を予防し、微細なサインを見逃さないことで「いつもとは異なる状態」から合併症の早期発見を行い、必要な医療へとつなげています。また、指導と相談では、看護職等に対する勉強会等の立ち上げ、実践を通して見出した認知症の人への具体的なかかわり方の指導、認知症の行動・心理症状（behavioral and psychological symptoms of dementia；BPSD）などによって介護に困窮している家族への助言、かかわり方に悩む看護・介護チームの成長を目指した支援等を行います。

認知症の人へのかかわり方に悩むことがあれば、まずは気軽にDCNに相談してみてください。

■DCNはどんな知識や技術をもった人たちなの？

①DCN教育課程に入学するまで

DCNの受験資格を得るためのDCN教育課程（学校）に入学するには、2024年6月現在、**看護師として5年以上の実務経験**をもち、以下の条件を満たす必要があります。

(1) 通算**3年以上**、認知症の人が多い医療・福祉施設（在宅ケア領域を含む）等での看護実績（3年以上の認知症看護経験）

(2) 認知症看護を5例以上担当した実績

(3) 医療・福祉施設（在宅ケア領域を含む）等で認知症の人の看護実践に携わっていること

②DCN教育課程

2024年現在は、日本看護協会が定める認定看護師教育基準カリキュラムの移行期であり、**A課程とB課程**があります。DCN教育におけるA課程は2006年7月から開始されており、2026年に教育が終了する予定になっている従来の教育課程です。また、B課程は、2021年5月から開始されている**「特定行為研修」**の内容を組み込んだ教育課程です。

特にB課程では、急性期病院から地域までのあらゆる場において、高い臨床推論力と病態判断力に基づき、認知症の人に対して病期に応じた質の高い生活の継続に必要な支援を、多職種と協働して実践できることを目的としています。具体的には、現行の基準カリキュラムを基に認知症の人の尊厳を保持し、生活機能の適切な評価と、生活の継続性を重視した支援方法や認知症の原因疾患・病態に応じた症状緩和ケア技術を習得することによって、ケアをさらに推進できるようなカリキュラムになっています。

③DCNの資格取得と更新

DCNになるためには、A課程では600時間以上、B課程では約800時間（2024年6月現在）の受講修了後、認定看護師審査（試験）に合格して資格を取得します。また、審査合格後は、認定看護師としての活動と自己研鑽の実績を積み、**5年ごとに更新審査**を受けて、資格を更新する必要があります。

④DCNの活動の実際

2016年度の診療報酬改定から、身体疾患の治療のために入院した認知症の人へのチーム医療に対しては**「認知症ケア加算」**が導入されました。2019年12月〜2020年1月の調査[1]で、DCNの所属機関の半数以上が「認知症ケア加算Ⅰ」を取得し、認知症ケアチームの一員としての活動成果として、身体拘束の低減、スタッフの対応力の向上、認知症の症状の改善、院内デイケアなどの新規事業への関与、

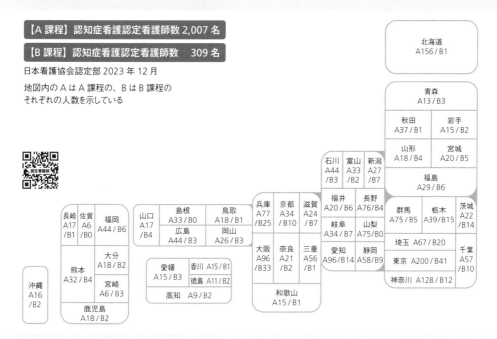

【A 課程】認知症看護認定看護師数 2,007 名

【B 課程】認知症看護認定看護師数　309 名

日本看護協会認定部 2023 年 12 月

地図内の A は A 課程の、B は B 課程の
それぞれの人数を示している

北海道	A156/B1
青森	A13/B3
秋田	A37/B1
岩手	A15/B2
山形	A18/B4
宮城	A20/B5
福島	A29/B6
石川	A44/B3
富山	A33/B2
新潟	A27/B7
福井	A20/B6
長野	A76/B4
岐阜	A34/B7
山梨	A75/B0
群馬	A75/B5
栃木	A39/B15
茨城	A22/B14
愛知	A96/B14
静岡	A58/B9
埼玉	A67/B20
東京	A200/B41
千葉	A57/B10
神奈川	A128/B12
兵庫	A77/B25
京都	A34/B10
滋賀	A24/B7
大阪	A96/B33
奈良	A21/B2
三重	A56/B1
和歌山	A15/B1
山口	A17/B4
島根	A33/B0
鳥取	A18/B1
広島	A44/B3
岡山	A26/B3
愛媛	A15/B3
香川	A15/B1
徳島	A11/B2
高知	A9/B2
長崎	A17/B1
佐賀	A6/B0
福岡	A44/B6
大分	A18/B2
熊本	A32/B4
宮崎	A6/B3
沖縄	A16/B2
鹿児島	A18/B2

図｜都道府県別・認知症看護認定看護師の登録者数
（日本看護協会ホームページを一部改変）

円滑な連携などが報告されています。

職場内外の活動では、公共事業への参加（行政との連携・協力）、市民向け健康教育、認知症カフェの運営・参加、認知症サポーター養成講座等の教育活動、地域包括支援センターとの連携、職場内外からの相談など、幅広いものとなっています。

■DCN はどこで活動しているの？

DCN の全登録者数（2023 年 12 月現在）は、**A 課程 2,007 名、B 課程 309 名**となっています。図に示すように、A 課程では北海道 156 名、東京 200 名、神奈川 128 名、大阪で 96 名と、教育課程の所在地に DCN 登録者が多い傾向にありますが、ゼロという都道府県はなくなりました。一方、B 課程は教育が始まって数年が経ち、不在の地域は減少しています。

DCN の所属施設は、85.9％が病院（A：1,303 名、B：265 名）で、クリニック・診療所（A：18 名、B：2 名）、訪問看護ステーション（A：62 名、B：8 名）、介護保険施設等（A：89 名、B：7 名）となっています。少数ですが、役所、保健所、地域包括支援センターなどでも働いています。

■DCN が近くにいない場合はどうしたらいいの？

DCN の 8 割以上が病院に所属し、大規模病院が多い傾向にあります。大規模病院に所属する DCN

の場合、職場以外の研修や相談などを行っている者が増加しています。日本看護協会のホームページで分野別都道府県別登録者検索（図内 QR コード）などを使って、身近な施設で勤務している DCN を探して、相談してみてはいかがでしょう。

日本看護協会が実施した試行事業[2]では、医療機関から DCN を地域の在宅・介護サービス事業所に派遣し、研修や相談などによる認知症ケア体制整備や、同行訪問による看護実践を通じた技術指導・助言などを行った結果、BPSD の緩和や家族介護者の負担軽減などのよい影響があることが報告されています。認知症の人へのかかわりは、すぐに成果が出るものではないため、DCN が継続的にかかわることができるような仕組みをつくっている地域もあります。

引用文献
1) 百瀬由美子, 他：2019 年度認知症看護認定看護師の活動実態調査報告（その 1）活動内容と成果について. 老年看護学. 2021；25（2）：147-153.
2) 日本看護協会：認知症患者及び家族支援における認知症看護認定看護師の活用に関する調査研究事業報告書. 令和元年度老人保健事業. 2020.

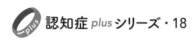

認知症plusシリーズ・18

認知症 plus「食」を支えるケア
食事介助のコツから栄養ケア・口腔ケアまでわかるQ&A 44

2022年5月30日　第1版第1刷発行　　　　　　　　　　　　　　　　〈検印省略〉
2024年8月1日　第1版第2刷発行

編集●枝広あや子

発行●株式会社 日本看護協会出版会
　　〒150-0001　東京都渋谷区神宮前5-8-2　日本看護協会ビル4階
　　〈注文・問合せ/書店窓口〉Tel / 0436-23-3271　Fax / 0436-23-3272
　　〈編集〉Tel / 03-5319-7171
　　https://www.jnapc.co.jp

デザイン●大野リサ
表紙カバーイラスト●コーチはじめ
本文イラスト●大野智湖
印刷●株式会社 教文堂

©2022 Printed in Japan　ISBN978-4-8180-2415-1